中医药类课程思政教学案例丛书

中药鉴定学

主编　陈随清　王利丽

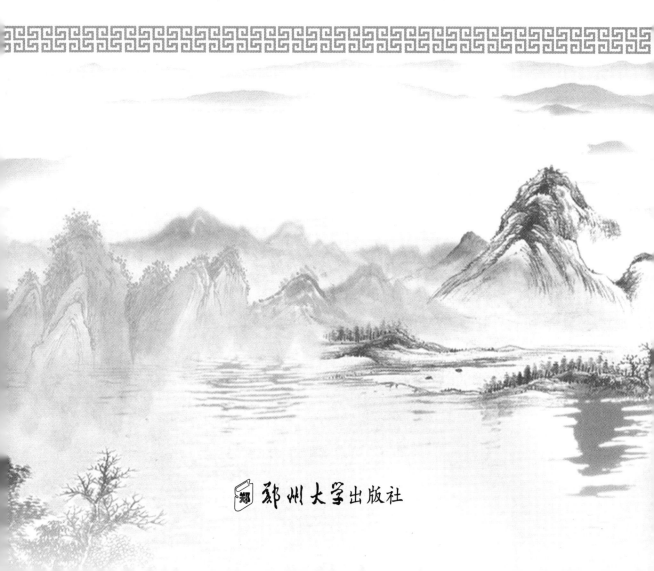

郑州大学出版社

图书在版编目(CIP)数据

中药鉴定学 / 陈随清, 王利丽主编. -- 郑州 ：郑
州大学出版社, 2025. 3. -- (中医药类课程思政教学案
例丛书). -- ISBN 978-7-5773-1004-6

Ⅰ. R282.5

中国国家版本馆 CIP 数据核字第 2025TR9547 号

中药鉴定学

ZHONGYAO JIANDINGXUE

项目负责人	孙保营　杨雪冰	封面设计	苏永生
策划编辑	陈文静	版式设计	苏永生
责任编辑	陈文静	责任监制	朱亚君
责任校对	赵佳雪　丁晓雯		

出版发行	郑州大学出版社	地　址	河南省郑州市高新技术开发区
出版人	卢纪富		长椿路 11 号(450001)
经　销	全国新华书店	网　址	http://www.zzup.cn
印　刷	辉县市伟业印务有限公司	发行电话	0371-66966070
开　本	787 mm×1 092 mm　1 / 16		
印　张	8.75	字　数	215 千字
版　次	2025 年 3 月第 1 版	印　次	2025 年 3 月第 1 次印刷

书　号	ISBN 978-7-5773-1004-6	定　价	31.00 元

本书如有印装质量问题,请与本社联系调换。

主编简介

陈随清,男,二级教授,博士研究生导师。河南省中药资源与中药化学重点实验室主任,河南省中药材产业技术体系首席专家,河南省首席科普专家,河南省道地药材研究与开发科技创新团队带头人。主讲《中药鉴定学》课程30余年,积累了丰富的教学经验,曾获河南省中医药杰出贡献奖、河南省科技创新杰出人才、河南省科学技术带头人、全国师德先进个人、河南省高等学校教学名师、河南省优秀青年教师等称号。2003年以来,先后获河南省杰出科技创新人才基金、河南省杰出青年基金、河南省高校杰出科研人才创新工程基金等资助。主持完成国家自然科学基金3项,"十二五"国家科技重大专项课题——创新药物研究开发—候选药物研究1项,国家中医药公共卫生专项1项,科技基础资源调查专项1项,河南省重大科技专项1项,"十二五"国家科技支撑计划项目1项等。在专业杂志上发表学术论文300余篇,其中SCI收录80余篇;参编教材专著20余部,主持的项目获河南省科技进步奖二等奖3项、中华中医药学会科技进步奖三等奖1项,申请发明专利18项,发布行业标准11项。

王利丽,女,教授,硕士研究生导师。河南中医药大学中药资源与鉴定学科主任,河南中医药大学仲景青年教学名师,国家中医药管理局中药特色技术传承人才,河南省高等学校青年骨干教师,河南省药学会优秀教育工作者,河南中医药大学文明教师等。从事教学工作15年,主要授课课程为《中药鉴定学》《生药学》《中药材加工与养护学》及《药用矿物学》等,多次获得"校级文明教师"等荣誉称号。主持省级教学改革课题2项,校级教改课题4项,发表科研论文9篇,其中SCI收录4篇,国家核心期刊6篇,参编教材4部,获得国家发明专利3项,起草行业标准2项。

作者名单

主　　编　陈随清　王利丽

副 主 编　张　媛　黄显章　杨晶凡　付　钰

编　　委　(以姓氏笔画为序)

马　蕊(河南中医药大学)

王利丽(河南中医药大学)

付　钰(河南中医药大学)

兰金旭(河南中医药大学)

孙孝亚(河南中医药大学)

李宝国(山东中医药大学)

杨晶凡(河南中医药大学)

张　飞(河南中医药大学)

张　媛(北京中医药大学)

陈随清(河南中医药大学)

郑　岩(河南中医药大学)

黄显章(南阳理工学院)

龚　玲(湖北中医药大学)

总 序

党的十八大以来,习近平总书记先后主持召开全国高校思想政治工作会议、全国教育大会、学校思想政治理论课教师座谈会等重要会议,作出一系列重要指示,强调要加强高校思想政治教育。2020 年 5 月,教育部印发了《高等学校课程思政建设指导纲要》,指出"深入挖掘课程思政元素,有机融入课程教学,达到润物无声的育人效果""必须抓好课程思政建设,解决好专业教育和思政教育'两张皮'问题。"由此开启了高校课程思政教学改革的新局面。为全面推进课程思政建设,制定了《河南中医药大学全面推进课程思政建设工作方案》,并推出了多项课程思政教学改革举措,教师开展课程思政建设的意识和能力得到提升,但仍存在专业教育与思政教育融入难的问题,为此,河南中医药大学组织编写了本套"中医药类课程思政教学案例丛书(第一批)",以期符合提高人才培养质量的需要。

本套案例丛书由《中医基础理论》《中医诊断学》《内经选读》《温病学》《中药炮制学》《药用植物学》《中药鉴定学》《中医外科学》《中医儿科学》《中医内科学》《中医骨伤科学》《各家针灸学说》12 门中医药课程组成,每门课程按照导论、课程思政教学案例及附录等板块编写。其中导论由课程简介、思政元素解读、课程思政矩阵图等内容组成;课程思政教学案例由教学目标、相关知识板块的思政元素分析、教学案例等内容组成;附录由课程思政教学改革经验做法、相关研究成果等内容组成。"中医药类课程思政教学案例丛书(第一批)"教材建设,坚持目标导向、问题导向、效果导向,立足于解决培养什么人、怎样培养人、为谁培养人这一根本问题,构建全员全程全方位育人大格局,既形成"惊涛拍岸"的声势,也产生"润物无声"的效果,本套案例丛书反映了河南中医药大学对课程思政教学改革的认识、实践与思考,并力争突出以下特色:

1. 坚持立德树人,提高培养质量

以习近平新时代中国特色社会主义思想为指导,落实立德树人根本任务,思想政治教育贯穿本套案例丛书,以实现知识传授、能力培养与价值引领的有机统一,着力培养具有理想信念、责任担当、创新精神、扎实学识、实践能力且身心健康的高素质人才。

2. 锐意改革创新,紧贴课堂需要

相较于案例和思政反映点模式,本套案例丛书从全局视角深入挖掘中医药专业知识蕴含的思政元素,并构建课程思政矩阵图,通过一级维度和二级指标充分结合,梳理专业知识、思政元素和教学案例之间的逻辑关系,增强课堂教学育人效果,逐步解决课程思政过程中存在"表面化""硬融入""两张皮"现象。

3. 强化精品意识,建设标杆教材

由学校主管领导、权威专家等组成中医药类课程思政教学案例丛书编审委员会,要求全体编委会成员提高政治站位,深刻理解开展课程思政的重大意义,从"为党育人、为国育才"的高度实施课程思政,强化责任担当,编写标杆教材。为保证编写质量,学校吸纳校内外教学经验丰富、理论扎实、治学严谨、作风优良的一线专业课教师与思政课教师组成编写委员会。

本套案例丛书是河南中医药大学课程思政工作体系的重要组成部分,希望通过分享经验和做法能为大家提供借鉴,努力开创课程思政育人新局面。课程思政不仅是教师职责所在,更关系到国家的长治久安,任重而道远,编审委员会期待与全体教师并肩前行,为培养合格的中医药人才尽一份力。

在此感谢一线教师在课堂教学过程中对"课程思政"的探索与创新,感谢学校领导、编委会成员、出版社在书稿编写过程中给予的大力支持与配合。由于创新较难、经验不足、可借鉴的研究成果不多等原因,本套教材难免有不足之处,还需要在教学实践中不断总结与提高,敬请同行专家提出宝贵经验,以便再版时修订提高。

编审委员会
2024 年 10 月

前　言

　　《中药鉴定学》是"中医药类课程思政教学案例丛书"中的一册,本书旨在贯彻落实教育部《高等学校课程思政建设指导纲要》(教高〔2020〕3 号)和中共河南省委高校工委、河南省教育厅《关于推进本科高校课程思政建设的指导意见》(教高〔2020〕314 号)精神,全面落实立德树人教学任务,推进中药学专业课程思政建设,全面提高学校人才培养质量。

　　"中医药类课程思政教学案例丛书"的编写全面贯彻课程思政建设新要求,发挥中医药文化育人优势,提高教学过程中学生的获得感、责任感、科学精神及中医药思维。本教材的主要特点是将思政教育与专业课教学融为一体,围绕教学目标精心设计教学活动。通过对多种案例的描述,将中药鉴定学发展过程中出现的优秀科学家与中药鉴定学新方法的应用有机融合,将中药传统文化、民族自信心、自豪感、责任感、社会主义核心价值观等渗入教材中的每一个章节,达到思政育人的目的。本教材不仅可以在理论课教学过程中应用,而且可以在中药鉴定学实验课、实习实践活动中使用。

　　本书主要针对中药学、中药制药、中药资源与开发及药学等相关专业的授课教师、学生及开展思政研究的相关人员编写。编写内容与全国中医药行业高等教育"十四五"规划教材《中药鉴定学》保持一致,共分为十六章。第一章和第二章由陈随清编写;第三章由张飞编写;第四章由张媛、付钰编写;第五章由杨晶凡、王利丽编写;第六章由郑岩编写;第七章由黄显章编写;第八章由马蕊编写;第九章由杨晶凡编写;第十章由孙孝亚编写;第十一章由王利丽编写;第十二章由付钰编写;第十三章由兰金旭编写;第十四章由郑岩编写;第十五章由龚玲编写;第十六章由李宝国编写。

　　本书的编写和出版得到河南中医药大学、北京中医药大学、湖北中医药大学、山东中医药大学及南阳理工学院的专家和老师的大力支持,在此,对参加本书编写出版的全体人员付出的努力表示诚挚的感谢和敬意。

　　编委会在编写过程中竭尽全力,精益求精,但因水平有限,不足之处在所难免,恳请广大读者批评指正。

编者

2025 年 1 月

目 录

导 论

一、课程简介

中药鉴定学是中药专业的一门专业课,是鉴定和研究中药的品种和质量,寻找和扩大新药源的学科。它是在继承祖国医药学遗产和传统鉴别经验的基础上,运用现代自然科学,如生物学、物理学、化学、计算机科学等理论知识和技术方法,研究和探讨中药的来源、性状、显微特征、理化鉴别、质量指标,以及寻找新药等的理论和实践问题。简而言之,中药鉴定学是一门对中药进行"整理提高、保质寻新"的学科。本课程以学习中医沿用的常用中药为主,继承传统鉴别经验,学习现代鉴定方法,掌握中药鉴定的基本理论、基本知识和基本技能,为从事中药的真伪鉴别、品种整理、质量评价和开发应用打下基础,以保障临床用药的安全有效。目前主要使用的专业教材为中国中医药出版社的全国中医药行业高等教育"十四五"规划教材、全国高等中医药院校规划教材《中药鉴定学》。

课程教学主要内容分为总论与各论两部分,总论强调中药鉴定学研究思路与方法,对中药材的基源、性状、显微、理化及生物鉴定的方法结合具体案例进行总结,提升中药鉴定学方法的前沿性。首先,对中药鉴定学的概念和发展史进行叙述,发展史中列举历代医药学家的经典著作,对其著作特点,成书年代及对中药鉴定学发展的贡献进行叙述,体现了一脉相承的中医药文化。其次对中药的产地与资源进行说明,尤其是道地药材的形成和发展,经历了产地变迁、加工方法变迁等,说明道地药材的历史变迁及道地药材形成机制。在中药质量评价中融入了新技术的发展和应用,列举了现代科学发现新成分、新方法的过程,体现了科学家追求卓越的科学精神,使学生在学习过程中增强文化自信并培养追求真理的科学精神。

各论部分以重点药材为代表,对其来源、采收、加工、性状、显微、理化及品质评价进行详细描述,以图片、文字形式对常见药材的正品及伪品的区别进行强调,有利于学生对药材特征的全面掌握。在学习过程中,强调中药鉴定学"去伪存真"的理念和保障临床用药"安全性和有效性"的教学目的,增强学生的责任感和使命感。中药市场上常见真伪混杂、良莠不齐的现象,通过学习本课程,使学生初步具有鉴别中药真伪优劣的能力,对中药及中药鉴定产生信心,更加热爱中药及中医药文化,对中医药文化进行传承和发扬。

本课程授课对象为中药学专业本科三年级学生,均为理科生。学生学习目的明确,基础较好,思维活跃,课堂气氛较好,已学过《药用植物学》《中药学》《中药化学》《中药炮制学》《中药药理学》《分析化学》等专业基础课程,具有相应的专业知识,有利于本课程的学习。中药鉴定学是实践性很强的专业课,理论应与实践充分结合。本课程同时进行理论课与实验课,学生通过实验课,将具备相应的实际操作能力,能够将中药鉴定的理论知识应用于实践,为今后从事中药的种植加工、采购、生产、质检、销售、新药研发等工作奠定基础。

二、思政元素解读

(一)政治认同

政治认同就是要培养学生对中国共产党和社会主义的真挚情感和理性认同,使学生拥护中国共产党的领导,坚定中国特色社会主义理想信念,弘扬和践行社会主义核心价值观,是其他素养的内在灵魂和共同标识。在中药鉴定学的教学案例中以社会主义核心价值观和中华优秀传统文化、革命文化和社会主义先进文化教育为灵魂和主线,深入挖掘专业课程蕴含的思想政治教育资源。新冠疫情暴发期间,中医药工作者为患者的救治和康复做出了巨大的贡献。黄璐琦院士作为中国中药资源普查试点工作专家指导组组长,牵头编制了《全国中药资源普查技术规范》,组织实施第四次全国中药资源普查试点工作,提出并发展了"分子生药学"理论。2020年1月25日,正值大年初一,在这个本该阖家团圆的日子,面对武汉疫情的暴发,黄院士毅然决然地率领第一支国家中医医疗队奔赴武汉市投身抗阻疫情的第一线,其团队累计收治患者158人,参与救治轻症患者千余例,重危症患者的出院率高达88%。他说:"古人云:人而无责,于世何义。大疫当前,医务人员必须是中流砥柱。"通过黄院士的事迹,使学生树立民族自豪感及奉献精神,鼓励学生继承我党优良传统,充分发挥聪明才智,坚定为实现民族复兴而努力奋斗的决心。

(二)科学精神

科学精神不仅指自然科学学习中应体现的求真务实思想,也指坚持真理、尊重规律、实事求是等,中药鉴定学培养科学精神,就是使学生坚持马克思主义世界观和方法论,对个人成长、社会进步、国家发展和人类文明做出正确的价值判断和行为选择,这是达成其他素养的基本条件。屠呦呦教授在艰苦的条件下,不畏艰难,反复验证,最终发现了治疗疟疾的青蒿素,不仅造福了中国人民,更造福了全人类,并获得了我国第一个诺贝尔医学奖,是中国科学家创新胆略、严谨求实等科学精神的典范。借助青蒿素的研发背景,使学生在研发过程中学习发扬科学家百折不挠、攻坚克难的精神,培养造福人类、提供良药的担当意识,感受科学家心怀祖国、理想远大、精益求精、求真务实的优良品格。在学习学科知识和技能的基础上,感受科学家身上所蕴含的人文底蕴,引领学生全面发展。

(三)法治意识

中药鉴定学培养法治意识,就是要使学生尊法、学法、守法、用法,自觉参加社会主义法治国家建设,是其他素养的必要前提或必然要求。习近平总书记多次强调,要把"最严谨的标准、最严格的监管、最严厉的处罚、最严肃的问责"落到实处。当前中药的真伪问题仍然十分突出,有的不法药商以相对价廉的他种药材冒充此种药材,部分有意掺假,以假充真,染色增重。为了中医药能够健康稳定地发展,为人民提供更好的医疗服务,由中华人民共和国第十二届全国人民代表大会常务委员会第二十五次会议于 2016 年 12 月 25 日通过,自 2017 年 7 月 1 日起施行《中华人民共和国中医药法》(简称《中医药法》)。《中医药法》的实施,为中药的保护与发展、中医药人才培养和中医药治疗规范提供了法律依据。

另外,中药毒性药材及成瘾性药材的管理也应该遵守毒麻药等的管理规定。以中药材麻黄为例,麻黄中的有效成分麻黄碱与甲基苯丙胺结构式相似,麻黄碱去掉一个羟基即为甲基苯丙胺(冰毒),不法分子利用麻黄作为原料药,经过结构改造形成甲基苯丙胺,因此,须对麻黄及含麻黄碱类制剂进行严格管控。2013 年 5 月,最高人民法院、最高人民检察院、公安部、农业部、国家食品药品监督管理总局联合印发《关于进一步加强麻黄草管理严厉打击非法买卖麻黄草等违法犯罪活动的通知》(公通字〔2013〕16 号),要求进一步加强麻黄草管理,严厉打击非法买卖麻黄草等违法犯罪行为。因此,在授课过程中,要对学生进行法治教育,提醒同学们进一步增强法治观念,提高法律意识,积极学法、用法,自律、自重、自省,培养和提升他们的法治意识,真正地将法治精神"内化于心、外化于行"。

(四)生态保护

2023 年 7 月,习近平总书记强调,今后 5 年是美丽中国建设的重要时期,要深入贯彻新时代中国特色社会主义生态文明思想,坚持以人民为中心,牢固树立和践行"绿水青山就是金山银山"的理念,把建设美丽中国摆在强国建设、民族复兴的突出位置,以高品质生态环境支撑高质量发展,加快推进人与自然和谐共生的现代化。河南省人民政府办公厅 2022 年 12 月 7 日发布《关于加快中药材产业高质量发展的意见》,提出了发展"十大豫药"的具体措施。近年来,河南南阳、焦作、许昌、驻马店等多地立足于生态环境优良、气候条件适宜、中药材资源丰富等有利条件,充分利用中药材资源优势和产业基础,大力发展特色中药材产业,年产量超过 100 吨的药材有 77 种。中药作为一种特殊商品,与当今共建"一带一路"的构想紧密结合,河南山药、地黄、辛夷等中药材及其提取物远销海外。同时,将药材基地建设与生态建设,医养服务等进行有机结合,打造乡村振兴项目。部分种植基地依托相应配套产业的打造,通过"药旅联动",以中医药加森林康养为主题,把传播中医药文化、观赏中医药景观、医药保健服务与乡村休闲旅游有机结合起来,打造集中医药养生保健、医疗康复、休闲度假、民俗文化、生态示范、科普教育等多位一体的经济、社会和生态效益并举的综合森林康养基地。既可以带动当地群众就近就业,也满足了市场对中药材的需求,实现了环境效益、经济效益和社会效益的高度统一。

三、课程思政矩阵图

序号	课程内容	政治认同				家国情怀				科学精神						法治意识				文化素养				中医药传统					人文关怀						职业道德					个人素养				文化自信		
		共产党领导	理想信念	制度认同	政策认同	爱国主义	民族复兴	服务人民	心怀天下	自强不息	严谨求实	探索精神	创新精神	实践精神	批判精神	科学立法	严格执法	公正司法	全民守法	沟通能力	历史素养	文学素养	实践能力	探寻百草	大医精诚	整体观念	保质寻新	辨状论质	正确对待自己	正确对待他人	正确对待社会	正确对待困难	正确对待挫折	正确对待荣誉	爱岗敬业	诚实守信	提高技能	服务群众	奉献社会	修身养性	反省自新	精益求精	生态保护	文化认同	传承精华	守正创新
1	导论					●	●					●	●											●																					●	●
2	第一章										●	●													●			●												●					●	●
3	第二章							●				●	●															●																	●	●
4	第三章			●								●	●	●	●									●		●																				●	
5	第四章				●			●						●								●	●			●									●							●				
6	第五章	●							●																																	●				
7	第六章				●				●	●	●	●	●	●	●									●	●		●				●											●	●			
8	第七章	●																												●																
9	第八章																	●					●	●				●				●														
10	第九章						●						●																									●								
11	第十章																		●																				●							
12	第十一章				●							●																																	●	
13	第十二章										●						●											●											●							
14	第十三章																			●							●												●						●	
15	第十四章											●		●					●		●						●							●												
16	第十五章						●			●							●										●													●				●	●	●
17	第十六章							●							●											●																			●	●

第一章　中药鉴定学的定义和任务

中药鉴定学是鉴定和研究中药品种和质量,制定中药标准,寻找和扩大新药源的应用学科。它是以传统的中药鉴别经验为基础,运用现代自然科学的方法与技术,系统地整理和研究中药的来源、品种鉴别特征、质量评价方法、开发和扩大中药资源等方面的知识。主要研究内容与中药质量密切相关,保证中药质量,从而保证中药临床安全有效。整个中药鉴定学的知识内容贯穿于中药应用与研究的全过程,是中药学专业的骨干课程。本章对学生了解这门课程的基本内容,具有"启动开关"的作用。

【教学目标】

1. 知识目标　熟悉了解中药鉴定学的定义,熟练掌握中药鉴定学的任务。

2. 能力目标　通过学习,熟练了解中药鉴定学的知识特点和科学思维,掌握中药鉴定学的学习方法。

3. 思政目标

(1)通过学习本章,学生熟练掌握中药鉴定学的定义和任务,对中药有更进一步的了解和认识,从而引发学生对中药及中药鉴定的兴趣,端正学生的学习态度,引导学生积极、主动地对中药及中药鉴定的知识进行追求和探索,充分激发学生的积极能动性。

(2)中药市场上常有真伪混杂、良莠不齐的现象,如贵细药材冬虫夏草等,常有消费者上当受骗,以致对中药产生误解、失去信任。通过学习本章,学生对中药有更进一步的了解和认识,对中药及中药鉴定产生信心,更加热爱中药及中医药文化,对中医药文化进行传承和发扬。

(3)将科研思路融会贯通于课堂教学中,引导并培养学生的科研素质与科研能力,激发学生对科研的向往和热爱,为学生以后的学习和工作打下良好的基础。

(4)充分尊重学生,与学生进行交流沟通,充分了解学生的问题和疑难所在,才能更好地激发学生的学习兴趣,建立学生的学习信心,提高学生的学习能力,从而达到更好的教学效果。

【相关知识板块的思政元素分析】

1.中药鉴定学知识是劳动人民在长期与疾病和大自然斗争的过程中积累的经验知

识,是中华民族智慧的结晶。通过学习让学生要有家国情怀,树立文化自信。

2. 中药鉴定学是一门科学,学习来源鉴定、性状鉴定、显微鉴定、理化鉴定和生物鉴定等知识都需要科学的态度,发展中药鉴定学更需要科学精神。通过学习培养学生的"工匠精神"。

3. 中药质量与临床疗效密切相关,关乎人民的生命与健康,学习要精益求精,同时通过学习,培养学生的社会责任感和担当精神。

一、案例

(一)考证和整理中药品种,发掘祖国药学遗产

目前历代本草著作里记载了3000多种中药,常用药材1200余种,但由于中药自身的特点,主要来源于天然的植物、动物、矿物。这些天然物质的来源多样,它们的质量影响因素很复杂;受当时科学发展水平的限制,对这些药物的认识有时代的"局限性"。另外,历史记录条件的限制,容易遗失和抄错,导致很多中药品种十分混乱。在中药本草考证里最常见的问题有:①同名异物和同物异名现象普遍存在;②本草记载不详,造成后世品种混乱;③部分中药在不同的历史时期品种发生了变迁;④一药多基原情况较为普遍。

解决中药品种混乱的主要途径如下:①通过对中药商品调查和中药资源普查,结合本草考证,以及现代药学研究成果,明确正品和主流品种,力求达到一物一名,一名一物;②研究不同历史时期药物品种的变迁情况,正确继承古人药材生产和用药经验;③开展古方药物的品种考证,有利于医方的发掘与继承,为新药研究提供依据;④对一些道地药材的品种考证,查考地方史志,常能提供一些历代本草未能记载的资料,解决在品种考证中的某些关键问题;⑤通过本草考证与现今药材品种调查相结合,能纠正历史的错误,发掘出新品种。

(二)鉴定中药真伪优劣,确保中药质量

中药的真、伪、优、劣,即指中药品种的真假和质量的好坏。"真",即正品,凡是国家药品标准所收载的中药均为正品;"伪",即伪品,凡是不符合国家药品标准规定的品种以及以非药品冒充或以他种药品冒充正品的均为伪品。"优",即质量优良,是指符合或高于国家药品标准规定的各项指标的中药;"劣",即劣药,是指虽品种正确,但质量不符合国家药品标准规定的中药。中药品种不真或质量低劣,会造成科研工作、药品生产和临床疗效的失败,轻则造成经济损失,重则误病害人,对此前人早有认识,李时珍早就有"一物有谬,便性命及之"的名言。

1. 药材及饮片的鉴定　　当前中药的真伪问题仍十分突出,除历史的根源外,究其原因还有:①以相对价廉的他种药材充此种药材;②一些名称相近,外形相似或基原相近的品种之间产生混乱;③有意掺假,以假充真,染色增重;④一些地区习用药材流出本地区外,造成混乱;⑤误种、误采、误收、误售、误用。

中药的品种明确后,必须注意检查质量,当品种虽正确但不符合药用质量要求时,同样不能入药。除品种外,影响中药质量的主要因素如下:①栽培条件,我国许多常用的大宗药材为栽培品,但目前主要依靠药农分散种植,种植技术粗放,加上盲目扩大种植范

围,造成种质特性退化的情况较为严重;在栽培中滥施农药、除草剂,过量使用化肥,加工、储存方法不合理等,造成中药材中农药残留、重金属含量和病原微生物及其毒素偏高,影响药材的安全性和有效性,已成为影响中药材质量的重要原因之一。②产地,同种药材,产地不同,质量不尽相同。③采收加工,不同的采收期和不同的加工方法,使同种药材有效成分的种类或含量不同。④贮藏,贮藏不当会引起霉变、虫蛀、走油、风化、气味散失等,导致药材性状、成分与性味发生变化而变质,甚至完全失去疗效。⑤运输,运输中如包装破损或受水浸、雨淋、虫鼠危害,甚至与有毒、有害、易串味物质混装,造成有害物质污染,必然影响质量。

2.中成药的鉴定　中成药是中药的重要组成部分,据初步统计,全国药厂生产的中药制剂已超过5000种。中成药的鉴定方法同中药材一样,主要包括性状、显微鉴别和薄层色谱鉴别、检查和以色谱法和光谱法为主的含量测定。显微鉴定已成为控制中成药质量行之有效的常规方法和质量标准内容之一。由于中成药处方组成比较复杂,剂型多样,许多中成药质量控制指标建立较难。部分中成药的质量标准尚不完善,影响其产品质量和用药的安全有效,同时阻碍了中药国际化进程。因此,研究中成药鉴定方法,制定和提高中成药质量标准,使中成药质量稳定、可控,实现中成药现代化和走向国际市场,也是中药鉴定学的任务之一。

(三)研究和制定中药规范化质量标准

科学地制定中药的质量标准是保证临床用药安全、有效、稳定、可控的必要措施,是促进中药现代化和国际化的关键。凡正式批准生产的中药(包括药材、饮片及中成药)都要制定质量标准。《中华人民共和国药典》(简称《中国药典》)、部颁药品标准和地方药材标准是我国法定的药品标准,其中中药标准是国家对中药质量及其检验方法所作的技术规定,是药品监督管理的技术依据,是中药生产、经营、使用、检验和监督管理部门共同遵循的法定依据。制定质量标准应充分体现"安全有效、技术先进、经济合理"的原则。中药质量标准包括药材、饮片和中成药的质量标准,要求中药的来源要正确,中成药处方要固定,采收加工、炮制方法或生产工艺要固定,临床疗效要确定,对有害物质要限量检查,对有效成分或有效物质群有定性鉴别和含量测定等。1985年7月1日卫生部发布施行的《新药审批办法》,明确规定新药在申报临床及申报生产时应分别提供临床研究用及生产用药品质量标准及起草说明。其后,《新药审批办法》几经修订,使新药质量标准的制定逐步走向规范化和科学化,而且使老药的再评价也有章可循。新中国成立以来,《中国药典》从1953年版到2020年版已颁行了十一版,每一版均在前一版的基础上进行了卓有成效的修编,特别是《中国药典》(2020年版),提升了我国中药质量标准的科学性和中药质量的可控性。但就整体而言,目前中药质量标准仍不够完善,中药质量评价的方法、数量和水平远未达到中医临床的需求,研究和制定规范化的中药标准,是促进中药现代化、科学化、国际化的重要内容,是中药鉴定学在新时期的重要任务。

(四)寻找和扩大新药源

1.中药资源的保护及利用　合理地保护与开发中药资源,维持生态平衡,对实现中药可持续发展具有战略意义。我国政府于1984年发布了第一批《珍稀濒危保护植物名录》,共收载植物354种;1987年发布了第二批《中国珍稀濒危保护植物名录》,共收载植物约400种;同年公布了《野生药材资源保护管理条例》,制定了第一批《国家重点保护野生药材名录》;1989年又公布了《国家重点保护野生动物名录》;现在全国各地建立的植物、动物自然保护区已达近千处。同时开展野生中药变家种、家养或进行野生抚育;建立中药种质资源库;并应用新技术、新方法对中药资源的保护与开发做了大量有益的工作。建立中药材现代化产业基地,是实现中药材标准化、现代化,实现中药资源可持续利用的重要措施。

2.寻找并扩大新药源 在保护和合理开发中药资源的基础上,积极寻找和扩大新药源也是中药鉴定学的任务之一。寻找和扩大新药源的方法主要有:进行全国性药源普查,寻找新的中药资源;根据生物的亲缘关系寻找新药源;从民族药或民间药中寻找新药源;以药理筛选结合临床疗效寻找和扩大新药源;从古本草中寻找或探索老药新用途;根据植物生长的地理位置和气候条件寻找和扩大新药源;以新技术、新方法扩大新药源。

二、教学设计与实施过程

教学环节	教学活动	思政设计
导入环节	内容:本章内容以课堂讲授与启发式、探究式教学相结合,以提出问题或举出案例引发学生兴趣,引导学生发现问题并对问题进行分析与思考,使学生作为课堂教学的主体,充分发挥自己的主观能动性,学习更为积极主动。 问题串: "目前市场上中药质量怎么样?" "古代医药学家对中药质量的认知?" "古代医药学家怎么控制中药质量的?" "中药鉴定学的含义是什么?"	由案例引出问题串,为后面授课重点内容和相关思政点的提出做好铺垫。
中药鉴定学任务(一)	内容:考证和整理中药品种,发掘祖国药学遗产。 在中药本草考证里最常见的中药品种存在的问题;解决中药品种混乱问题的主要途径。	课堂讲授以PPT多媒体教学与板书相结合,充分发挥PPT内容丰富、图片生动、直观性强的优点,以及板书简明扼要、重点突出、前后联系的优点,以取得更好的教学效果。举例:白头翁、石决明、川贝母、百合、白附子、枳壳(枳实)、天南星、金钱草、防己等。
中药鉴定学任务(二)	内容:鉴定中药真伪优劣,确保中药质量。 当前中药的真伪问题产生的原因分析;影响中药质量的主要因素分析;中成药鉴定的主要内容。	课堂讲授以PPT多媒体教学与板书相结合。举例:大黄、金钱白花蛇、三七、砂仁、牛黄、人参、杜仲、五加皮、黄芪、广藿香、荆芥、柴胡、龙胆等。

教学环节	教学活动	思政设计
中药鉴定学任务（三）	内容：研究和制定中药规范化质量标准。中药质量标准的现状；中药材质量标准制定的原则；中成药质量标准制定的原则。	课堂讲授以PPT多媒体教学与板书相结合。列表：中华人民共和国药品管理的法规、条例、政策等；中药材、中成药质量标准的主要内容。
中药鉴定学任务（四）	内容：寻找和扩大新药源。我国中药资源的现状；中药资源的保护及利用；寻找和扩大新药源。	课堂讲授以PPT、短视频多媒体教学与板书相结合。举例：甘草、明党参、麻黄、冬虫夏草、金银花、沉香、青蒿、仙鹤草、人参等。
小结	小结：引导学生梳理药材品种混乱的主要原因、中药质量标准的制定、中药资源的保护利用的主要知识点。注重将具体的或抽象的知识点与中药材品种、中药质量、中药资源联系，使该章内容相互联系成为一张"知识网"。	通过梳理本章的各项知识点，学生不仅能够掌握中药鉴定学的各项知识点，还可以培养自身严谨的科学态度、工匠精神和社会责任担当。
情景模拟	情景模拟：给出不同药材及其混伪品图片、中药资源的短视频，加强学生对知识点的认识与理解。引导学生参与互动并思考，如何利用所学知识解决实际问题，使知识及时内化，提高解决复杂实际问题的高阶能力。	药品的真伪、质量和资源将直接影响到消费者的生命和财产安全。通过介绍中药品种、质量和资源的现实情况，激发学生的家国情怀和社会责任感，培养医者仁心和"以患者为中心"的职业精神。
前沿拓展	前沿拓展：介绍新中国在中药品种鉴别、质量控制和资源保护利用方面的创新科研成果。如DNA分子鉴定、中药材的人工种植、贵重濒危药材的人工生产等。	通过创新研究的前沿进展，展示我国科研工作者在面对困难和挑战时，不畏艰辛勇攀高峰的创新精神，以此点燃学生的科研兴趣，培养学生科学研究的工匠精神和历史使命感。

三、教学反思与改进

1. 学情分析

（1）本课程授课对象为大学本科三年级学生，已学过《药用植物学》《中药学》《中药化学》《分析化学》等专业课程，具有相应的专业基础知识，有利于本课程的学习。学生已初步接触和了解部分常见中药，为本章的讲授打下了基础。

（2）中药鉴定学是实践性很强的专业课，理论应与实践充分结合。

（3）中药鉴定学要求掌握的中药品种及鉴定知识点较多。

（4）学生在日常生活中或其亲朋好友曾接触过假冒伪劣中药，疑问较多。

（5）部分学生对前沿技术较为关注。

2. 教学预测

(1)学生学过的专业基础课程较多,有的专业课开设较早,部分专业知识可能会有混乱和遗忘。

(2)中药鉴定学要求掌握的中药品种及鉴定知识点较为繁杂,学生记忆较为困难。

(3)学生反映书上的理论知识过于抽象,配图过于简单或无配图,难于理解和掌握,课堂教学应尽量利用 PPT 和短视频,使抽象的内容形象化。

(4)学生对贵细药材兴趣较大,往往对如何鉴别药材真伪提出问题。

(5)学生将理论应用于实践的能力尚有不足。

3. 改进措施

(1)部分学生因平时对中药接触较少或了解不多,讨论时未积极参与,应充分利用课下互动引导学生多接触,多观察中药,才能对中药有更深的了解和兴趣。

(2)有时学生互相讨论过于热烈,时常意犹未尽,一定程度上影响下面的授课,应对讨论时间严格控制,并在接下来的授课中突出重点,吸引学生的注意力。

参考文献

[1]国家药典委员会.中华人民共和国药典(2020 年版)·一部[M].北京:中国医药科技出版社,2020.

[2]江苏新医学院.中药大辞典[M].上海:上海人民出版社,1977.

[3]国家中医药管理局.中华本草[M].上海:上海科学技术出版社,1998.

[4]全国中草药汇编编写组.全国中草药汇编[M].北京:人民卫生出版社,1975.

第二章 中药鉴定学的发展史

　　我国劳动人民在同疾病作斗争的过程中,通过不断尝试,逐渐积累了医药知识和经验,并学会运用眼、耳、鼻、舌等感官来识别自然界的植物、动物和矿物的形、色、气味,从而鉴别出哪些可供药用,哪些不可供药用,以及有毒、无毒等,逐渐形成了"药"的感性知识。在无文字时代,这些药物知识凭借师承口传丰富起来,它是本草学的萌芽。在文字产生以后,就有了关于药物的记载,后经不断积累、发展,编出了本草著作。从秦、汉到清代,本草著作约有400种之多。这些著作记载着我国人民与疾病作斗争的宝贵经验和如何鉴别中药的丰富文字资料,是祖国医药学的宝贵财富,并在国际上产生了重大影响。

【教学目标】

1. 知识目标

(1)熟练掌握我国古代重要的本草著作。

(2)了解我国古代中药鉴定知识的产生与发展。

(3)了解中药鉴定学的起源与发展。

2. 能力目标

(1)通过学习,熟练掌握我国古代重要的本草著作,使学生掌握学习本草著作的方法。

(2)通过学习,了解并熟悉中药鉴定知识以及中药鉴定学形成、发展的规律和特点。

3. 思政目标

(1)通过学习本章,学生熟练掌握我国古代重要的本草著作,对重点本草学著作的产生的背景、收载内容的特点等有更进一步的了解和认识,从而引发学生对中药及中药鉴定的兴趣,能够更加热爱中药及中医药文化,对中医药文化进行传承和发扬。

(2)通过对重要本草学著作作者、收载内容的介绍,了解中药鉴定知识和中药鉴定学形成的历史和规律,引导并培养学生的科研素质与科研能力,激发学生对科学的向往和热爱,为学生以后的学习和工作打下良好的基础。

【相关知识板块的思政元素分析】

1. 中药本草著作记载着我国人民与疾病作斗争的宝贵经验和如何鉴别中药的丰富

知识,是在历史长河中形成的科学知识,是中华民族的宝贵财富,能激发学生民族文化自信。

2.古代很多重要的本草著作的形成,都是中医药先贤们勤奋辛劳的结果,如《本草纲目》的作者李时珍等。他们面对人民的疾苦,勤劳刻苦地研究医药知识,精益求精地撰写医药著作,已达到救民于疾苦的目标。通过学习,启发学生学习他们的敬业精神、对历史使命的担当。

一、案例

中药鉴别知识是在长期的实践中产生和发展起来的。相传在公元前有神农氏"教民播种五谷,尝百草之滋味",《史记·补三皇本记》也有"神农……始尝百草,始有医药"的记载,这些资料不是医药专著,但它提供了先秦时代医药学历史知识的珍贵史料。随着医药知识的不断积累、发展,有医药学家编出了本草著作。中药鉴定学是在古代本草学和现代生药学的基础上形成并发展起来的。

(一)古代中药鉴定知识的起源与发展

在历史的发展进程中,医药工作者编撰出版了很多本草著作,有文献记载的本草著作约有400种之多。但每经过一段历史发展进程,都会一些代表性的、总结前一段发展成果的本草著作问世,这些本草著作是学生学习的重要的文献资料。

《神农本草经》为我国已知最早的药物学专著。著者不明,成书年代约在西汉时期,公元一二世纪左右。它总结了汉代以前的药物知识,载药365种,分上、中、下三品。在序录中记载,药"有毒无毒,阴干暴干,采造时月,生熟,土地所出,真伪陈新,并各有法"。它对药物的产地、采集时间、方法以及辨别药物形态真伪的重要性,有一些原则性的概括。各药的记述,则以药性和功效为主。原书早已失传,但原文已收载于后代本草中,现有明代、清代的辑本。

梁代陶弘景以《神农本草经》和《名医别录》为基础编成《本草经集注》,载药730种。全书以药物的自然属性分类,分为玉石、草木、虫兽、果、菜、米食、有名未用七类,为后世依药物性质分类的导源。本书对药物的产地、采收、形态、鉴别等有所论述,有的还记载了火烧试验、对光照视的鉴别方法。原书已遗失,现存敦煌残卷。其主要内容却散见于后世本草中。

唐代李勣、苏敬等22人集体编撰,由官府颁行的《新修本草》(又称《唐本草》),可以说是我国最早的一部国家药典,也是世界上最早的一部由国家颁布的药典。《新修本草》载药850种,新增山楂、芸苔子等114种新的药物,其中不少是外来药物,如由印度传入的豆蔻、丁香等;大食传入的石榴、乳香等;波斯传入的茉莉、青黛;南洋传入的木香、槟榔、没药等。该书有较多的基原考证,附有图经7卷,药图25卷,出现了图文鉴定的方法,为后世图文兼备的本草著作打下了基础。原书已散失不全,现仅存残卷。现有尚志钧的辑本《唐新修本草》。唐代个人编著的本草著作亦多为专著,较著名的有孟诜的《食疗本草》、陈藏器的《本草拾遗》和李珣的《海药本草》等。

宋代在开宝年间官命刘翰、马志等在唐代本草的基础上编撰《开宝新详定本草》,后又重加详定,称为《开宝重定本草》,简称《开宝本草》。至嘉祐年间,官命掌禹锡等编辑

《嘉祐补注神农本草》,简称为《嘉祐补注本草》或《嘉祐本草》,新增药物 99 种;又令苏颂等校注药物图说,编成《图经本草》,共 21 卷,对药物的产地、形态、用途等均有说明,成为后世本草图说的范本。这些本草著作虽已散失,但为后来本草所引录。

《经史证类备急本草》为宋代最值得重视的本草著作,由北宋后期蜀医唐慎微将《嘉祐补注本草》和《图经本草》校订增补,编成图经合一的本草著作《经史证类备急本草》,简称《证类本草》。在大观、政和年间,都曾由政府派人修订,于书名上冠以年号,作为官书来刊行,以后遂简称为《大观本草》《政和本草》等。此书内容丰富,图文并茂,共 31 卷,载药 1746 种,新增药物 500 余种。《经史证类备急本草》成为我国现存最早的完整本草著作,为研究古代药物最重要的典籍之一。

宋代其他本草著作,尚有《日华子诸家本草》及寇宗奭的《本草衍义》等。

金、元时代的本草著作有《珍珠囊》《用药法象》《汤液本草》《本草衍义补遗》等。

明代的本草著作甚多,其中对药学贡献最大的,当推李时珍撰著的《本草纲目》。李时珍参阅了经史百家著作和历代本草 800 多种,历经 30 年,编写成 52 卷、约 200 万字、载药 1892 种的巨著《本草纲目》。其中新增药物 374 种,附方有 11000 余条。可以说这部著作是我国 16 世纪以前医药成就的大总结。本书按药物自然属性作为分类基础,每药标名为纲,列事为目,名称统一,结构严谨,为药物自然分类的先驱。《本草纲目》的出版,对中外医药学和生物学科都有巨大影响。17 世纪初,传到国外,曾译有多国文字,畅销世界各地,成为世界性的重要药学文献之一。

明代其他本草著作有《救荒本草》《滇南本草》《本草品汇精要》《本草蒙筌》《本草原始》等。

清代著名的本草著作有赵学敏编撰的《本草纲目拾遗》,此书是为了拾遗补正李时珍的《本草纲目》而作,载药 921 种,其中新增药 716 种,如冬虫夏草、西洋参、浙贝母、鸦胆子、银柴胡等均系初次记载,大大丰富了药学内容。吴其濬编撰的《植物名实图考》和《植物名实图考长编》,是植物学方面科学价值较高的名著,也是考证药用植物的重要典籍。《植物名实图考》收载植物 1714 种,对每种植物的形态、产地、性味、用途叙述颇详,并附有较精确的插图,其中很多植物均经著者亲自采访、观察,著者也十分重视其药用价值;《植物名实图考长编》一书摘录了大量古代文献资料,载有植物 838 种,为近代药用植物的考证研究提供了宝贵的史料。

（二）中药鉴定学的形成与发展

中药鉴定学是在古代本草学和现代生药学的基础上形成并发展起来的。20 世纪 30 年代,国外生药学传入我国,1934 年赵燏黄与徐伯鋆合编了《生药学》上册,1937 年叶三多编写了《生药学》下册,这是两本把近代生药学理论和方法介绍到本草学和中药学研究的专著和教材。1949 年以后,我国生药学进入迅速发展时期。楼之岑教授和徐国钧教授是我国现代生药学的主要奠基者,他们对现代生药学方法进行了系统的介绍,把四大鉴定方法引入了中药鉴定,并大量应用于中药鉴定研究实践,对中药鉴定学科的建设做出了开拓性贡献。20 世纪 50 年代以后,出版了一系列以中药鉴定为主要内容的学术著作,如《中国药典》(1953 年版、1963 年版第一部),李承祜、楼之岑、徐国钧等主编的多版生药学教材,1955—1965 年,裴鉴、周太炎编著了《中国药用植物志》共 8 册,中国医学科学院药物研究所等编著了《中药志》(1959—1961年),谢宗万编著了《中药材品种论述》(1964年),还有其他有影响力的著作如《药材学》(1960年)、《中药鉴别手册》(1959年)、《中药材手册》《药材资料汇编》《中药鉴定参考资料》《中草药学》《中药大辞典》等一系列著作。这些著作和工作,从不同层面对中药的四大鉴别(基原鉴别、性状鉴别、显微鉴别、理化鉴别)作了详细的论述,为中药鉴定学的形成打下了坚实的基础。

1956年我国在北京、上海、广州、成都组建了4所中医学院,以后相继建立20多所中医院校,中医药教育从此不断扩大和提高。1959年,河南中医学院和成都中医学院率先开办了中药专业,此后,各学校相继成立了中药系,开设中药专业,1964年北京中医学院开设了"中药材鉴定学"课程,并被确立为专业课之一。1977年,成都中医学院主编了我国第一本高等院校《中药鉴定学》教材,明确了中药鉴定学"是研究和鉴定中药的品种和质量,寻找和扩大新药源的学科",确定了四大鉴别方法,其主要内容、记叙方式为以后的版本所采用,为中药鉴定学教材的更新打下了基础,是中药鉴定学史上的一个重要里程碑,标志中药鉴定学科的形成。此后,随着中药鉴定研究的发展、中药标准化的进程和《中国药典》的不断改进,《中药鉴定学》教材也不断发行各种新版本,对内容进行充实和更新,如成都中医药大学的第2版(1979年)、任仁安的第3版(1986年)、李家实的第4版(1996年)和康廷国的第5版教材(2003年,2007年),以及张贵君(2002年)、石俊英(2006年)和王喜军(2012年)等各种版本的《中药鉴定学》教材,这些各具特色和多样性的教材极大丰富了中药鉴定学的学科建设内容,促进了其发展。

二、教学设计与实施过程

教学环节	教学活动	思政设计
导入环节	内容:本章内容以课堂讲授与启发式、探究式教学相结合,以提出问题或举出案例引发学生兴趣,引导学生发现问题并对问题进行分析与思考,使学生作为课堂教学的主体,充分发挥自己的主观能动性,学习更为积极主动。 问题串: "我国最早的本草著作是什么?" "神农本草经是不是神农写的?" "古代医药学家怎么记载中药的?" "本草著作怎么编写的?" "中药鉴定学怎么形成的?"	由案例引出问题串,为后面授课重点内容和相关思政点的提出做好铺垫。
中药鉴定学的发展史(一)	内容:古代中药鉴定知识的起源与发展按照年代发展顺序:先秦时期、汉代、唐代、宋代、明代、清代,以代表性药物学专著的特点为主讲内容。	课堂讲授以PPT多媒体教学与板书相结合,充分发挥PPT内容丰富、图片生动、直观性强的优点,以及板书简明扼要、重点突出、前后联系的优点,以取得更好的教学效果。

教学环节	教学活动	思政设计
中药鉴定学的发展史（二）	内容：中药鉴定学的形成与发展。近代中药鉴定学的形成；新中国中药鉴定学的发展；中药鉴定学的发展趋势。	课堂讲授以PPT多媒体教学与板书相结合。
小结	小结：引导学生梳理本草著作编写的历史背景、内容特点及作者概况，了解中药学知识和中药鉴定学知识产生、发展的规律；总结新中国中药鉴定学的发展概况，了解中医药学者的科学精神和使命担当。	通过梳理中药学知识和中药鉴定学知识产生、发展的规律，学生不仅能够掌握重点本草著作的特点，还可以培养学生的家国情怀和文化自信。
情景模拟	情景模拟：根据PPT或短视频，学生讨论中药鉴定学发展与国家、社会繁荣发展的联系。引导学生参与互动并思考，什么是"国之大者？"个人前途与国家、社会进步的联系。	国家的繁荣发展，社会的安全稳定，促进中医药的发展。通过介绍中药鉴定知识的产生和发展规律，激发学生的历史使命感，建立文化自信。
前沿拓展	前沿拓展：介绍中国中医科学院谢宗万教授的"中药品种理论"和诺贝尔生理学奖或医学奖获得者屠呦呦的故事，使学生加深认识毛泽东主席的批示"中医药是一个伟大的宝库，应当努力挖掘"。	展示我国科研工作者"继承精华，发展创新"及永攀高峰的创新精神，以此点燃学生的科研兴趣，培养学生的科研思维。

三、教学反思与改进

1. 学情分析

（1）本课程授课对象为大学本科三年级学生，已学过《中医基础理论》《药用植物学》《中药学》《中药化学》等专业课程，具有相应的专业知识，对中医药有一定的认识，有利于本课程的学习。学生已初步接触和了解部分常见中药，为本章的讲授打下了基础。

（2）学生在过去的历史知识学习中，接触过一些中医药的历史知识，能够与课堂知识相结合，有助于学生的学习。

（3）本章要求了解并掌握的本草著作及其作者的知识点较多。

（4）学生在日常生活中或网络信息曾接触过一些中医药的历史知识，疑问较多。

（5）部分学生对学习历史知识较为感兴趣。

2. 教学预测

（1）学生学过的专业课程较多，有的专业课如医古文、中药学开设较早，部分专业知识可能会有混乱和遗忘。

（2）本章要求掌握了解的本草著作及其作者的知识点较多，学生记忆较为困难。

（3）学生反映该章的内容主要为文字叙述，配图过于简单或无配图，学习起来感到枯燥。

（4）学生对中医药历史中的故事或典故兴趣较大，教学中穿插一些中医药历史故事或典故会激发学生的学习兴趣。

（5）学生在总结中医药发展规律、吸取历史文献中的精华、启发个人创新思维等方面的能力尚有不足，在教学中要主动加以引导。

3. 改进措施

（1）中药专业学生皆为理科生，历史知识不足，学生对该章内容感到陌生。基于与学生的沟通，举出几个学生们关心的问题，如"我国最早的本草著作是什么？""神农本草经是不是神农写的？"并播放专业视频，活跃课堂气氛，引导学生进行思考和适度的讨论。

（2）该章内容多为文字叙述，形式单一，学生会感到枯燥，提不起学习兴趣。将中药与传统文化，如诗词歌赋、节日风俗等联系起来，既有效地调节课堂气氛，加深了学生对中医药文化的理解，又无形中引发了学生对传统文化的热爱，提高了学生的人文素质和综合素养。

参考文献

[1]康廷国.中药鉴定学[M].5版.北京:中国中医药出版社,2021.
[2]江苏新医学院.中药大辞典[M].上海:上海人民出版社,1977.
[3]国家中医药管理局.中华本草[M].上海:上海科学技术出版社,1998.
[4]谢宗万.中药品种论述[M].上海:上海科学技术出版社,1990.
[5]谢宗万.中药品种理论研究[M].北京:中国中医药出版社,1991.
[6]谢宗万.中药品种新理论的研究[M].北京:人民卫生出版社,1995.

第三章　中药的采收加工、贮藏与养护

中药材的采收、加工、贮藏与养护，是中药材生产、购销、应用过程中的重要环节，对保证中药质量，保障中医临床用药安全有效具有重要意义。我国最早的药物学专著《神农本草经》，是汉代以前药学知识和药物应用经验的总结。其序录中记载："药……有毒无毒，阴干暴干，采造时月，生熟，土地所出，真伪陈新，并各有法。"说明汉代以前的医药学家已经认识到药物的加工干燥、采收季节以及鉴别药物的真伪、优劣、陈新的重要性和方法。其中药物的陈新，就是指药物的贮藏。随着人民医疗保健水平的提高，对中药材的需求量逐年加大，中药材的生产越来越受到各级政府的重视，特别是国家推行实施中药材规范化种植以来，中药农业产业化已成发展趋势。本章内容记录了中药材从传统采收加工方法到现代加工方法的演变，体现了中医药守正创新的理念。

【教学目标】

1. 知识目标
(1) 掌握中药的采收期，了解不同药材的最佳采收期。
(2) 掌握中药的加工方法，了解中药材的清洗、干燥、切片、粉碎等加工方法。
(3) 掌握中药的贮藏方法，了解贮藏环境的温度、湿度、光照等因素的控制方法。
(4) 掌握中药的养护方法，了解防止虫蛀、霉变、氧化等养护方法。

2. 能力目标
(1) 能够根据不同药材的特性和要求，制定相应的采收方案和加工方法。
(2) 能够正确使用采收工具和加工设备，保证中药的药效和质量。
(3) 能够根据不同药材的贮藏要求，选择合适的贮藏环境和条件。
(4) 能够正确使用养护方法和措施，防止中药材的虫蛀、霉变、氧化等变质现象。

3. 思政目标
(1) 传承和弘扬中医药文化，增强对中医药的认同感和自豪感。
(2) 培养严谨的科学态度和扎实的实践能力，提高综合素质。
(3) 树立绿色环保意识和可持续发展理念，为中医药产业的可持续发展做出贡献。
(4) 培养职业道德和诚信意识，严格遵守药品质量安全规定，确保中药材的质量和安全。

【相关知识板块的思政元素分析】

1.学生能够全面掌握中药的采收加工、贮藏与养护的基本知识和技能,为今后从事中药领域的工作和研究奠定坚实的基础。

2.通过课程思政的融入,培养学生的文化自信、环保意识和职业道德等方面的素质,为培养优秀的中药人才做出贡献。

案例一 地黄的采收加工

一、案例

地黄为玄参科植物地黄的新鲜或干燥块根。鲜块根习称"鲜地黄",干燥块根称"生地黄"。以河南焦作市产量大,质量优,称"怀地黄",为道地药材"四大怀药"之一,其生长环境独特,对土壤、气候等条件要求较高。地黄在秋季地上部分枯萎时采收,采收过程中需要注意避免破坏根茎,保持其完整性。把鲜地黄加工成生地黄,生地黄加工成为熟地黄的过程中,其性状与化学成分均发生显著变化,因此,必须遵守地黄加工炮制规范,保证其质量和疗效。

(一)地黄的采收、加工方法的传承及发展

地黄传统采用手工采挖的方式。采挖时,首先根据地上部分的枯萎植株的位置确定地黄块根的生长位置,然后使用铁锹或镐等工具进行挖掘,过程耗费大量人力。近年来,地黄需求量增加,种植呈现规模化趋势,传统采挖方法不能满足需要。药农及相关农业机械的专业人员,经过数年的研究,根据地黄的块根特点及生长发育规律,研发出地黄采收专用机械,很快就在地黄大田试验成功,有效地提高采收效率。

地黄传统加工方法以烘焙加工为主,以煤炭为燃料,将烘焙炕加热。加工时将鲜地黄放在烘焙炕上缓缓烘焙,每天翻炕一次,烘焙2~3天,焙至约八成干时,将地黄取出,堆积"发汗"3~4天,继续烘焙至干。随着国家对清洁能源的要求,逐步限制煤炭个人使用,目前在地黄产区,部分农户采用天然气管道对地黄进行烘焙,有效地提高了烘焙效率。同时采用新型设备,通过热空气对流的方式,将地黄内部的水分逐渐蒸发出来,从而达到干燥的目的。在这个过程中,温度是影响烘干效果和地黄质量的关键因素。温度过低会导致烘干效率低下;时间过长,容易造成地黄的营养流失和药效降低;而温度过高则可能使地黄表面迅速干燥形成硬壳,阻碍内部水分的排出,导致内部湿度过高,易产生霉变、虫蛀等问题。研发人员通过无数次实验将传统炕焙法与热风干燥法处理后地黄的化学成分、药效进行对比,明确了地黄热风干燥的时间、温度及流程,建立了热风干燥地黄的标准化操作流程,降低能耗,提高烘干效率,有效地解决了地黄的干燥问题,体现了中医药守正创新的精华。

(二)地黄仓储与物流的现代发展

地黄含水甚多,容易干枯、冻伤、腐烂,传统方法为及时埋入沙土中,或置入地窖中储藏,但地黄易腐烂,不宜久藏。为了保证地黄储藏过程中的质量不受影响,目前采用气调养护,也称作气调贮藏的方法,是通过控制影响中药变异的空气中的氧浓度来进行中药养护的一种有效方法。气调养护技术是20世纪80年代初我国推行使用的中药养护新技术,是将中药置入密封的环境内,通过调整空气的组成,对影响药材变质的氧气浓度进行有效控制,人为造成低氧(O_2)状态或高二氧化碳(CO_2)状态。在此环境中,新的害虫不能产生或侵入,原有害虫窒息或中毒死亡,微生物的繁殖和中药的呼吸都受到抑制,并能隔离湿气对药材的影响,从而保证了地黄品质的稳定,防止了中药质变。仓储及物流新技术不断地应用到中药中,做好中药的科学养护,是确保中药质量的重要措施,也是降低损耗、提高企业经济效益不可缺少的环节。随着社会的发展,中药经营规模的日益扩大,大量的中药材集中贮存,目前已经有气调、辐射、远红外线、制冷降温、机械吸潮等现代中药养护方法和技术,在全国已广泛使用,使中药养护向规范化、科学化发展。

二、教学设计与实施过程

教学环节	教学活动	思政设计
导入环节	内容:中药材采收加工是植物变为中药材的重要环节。采收及加工方法对中药材质量的影响至关重要。 问题串: "地黄植物和地黄药材的区别?" "鲜地黄和生地黄性状特征一致吗?" "从植物到中药材到中药饮片,需要经历哪些环节?"	通过对中药材采收方法及加工方法的讲述,梳理传统方法与现代方法的相同点和差异,树立同学们守正创新的中医药思维。
采收方法	内容:掌握中药材采收与中药质量的关系、适宜采收期确定的一般原则及一般规律。	弘扬中华优秀传统文化:中药材的采收加工、贮藏及养护是中国传统医学文化的重要组成部分,理解天人合一、可持续发展的理念,了解和传承中华优秀传统文化,增强文化自信和民族自豪感。
加工方法	内容:掌握中药材的加工方法,包括拣、洗、漂、切片、去壳、蒸、煮、烫、发汗、干燥等环节。	培养严谨细致的工作态度:中药材的采收加工、贮藏及养护需要严谨细致的工作态度,通过实践操作,培养严谨细致的工作习惯,为未来的职业发展打下基础。
包装方法	内容:中药材包装目前主要存在形式单一、包装方式及规格不统一、包装材料来源混乱、包装标识信息缺乏及无包装等乱象。	培养质量意识,精益求精,节约资源。完善中药材包装不仅让我国中药材真正成为让消费者放心的"安全药"和"绿色药"的有效手段,也是增强我国中药材在国内外市场竞争力的重要手段,还可以弘扬精益求精的"工匠精神"。

教学环节	教学活动	思政设计
贮藏方法	内容:能够掌握中药材的贮藏中常发生的变质现象(虫蛀、霉变、变色、走油、风化、自燃等)、贮藏保管(仓库管理、霉变的防治及害虫的防治)。	树立责任担当意识及尊重生命、健康至上的意识:中药材的采收加工、贮藏及养护关系到药品质量和安全,学生通过学习这门课程,可以认识到自身在保障药品质量和安全方面的责任担当,树立责任担当意识。
情景模拟	情景模拟:给出鲜地黄、生地黄及熟地黄的图片,结合视频等资料,讲授加工过程。	培养严谨务实的科学态度,加强动手能力,培养工匠精神。
前言拓展	前言拓展:对加工新技术及储藏新技术进行总结归纳,将新技术不断应用到中药材加工及养护中。	关注技术进步对中药材行业的影响,利用所学知识和创新思维将新技术不断应用到中药材中,提升中药材质量。

三、教学反思与改进

1. 本章内容与实践联系较多,学生多数未参加中药材采收加工及储藏的实践性工作,对本章的内容学习有一定的困难,鼓励学生多参加中药材实习及实践工作,切实认识到“实践出真知”“实践是检验真理的标准”等传统古训,利用实践打好理论基础。

2. 学生对本章节的重要性认识不够,鼓励学生通过网络媒体等内容,了解中药材种植、采收、加工全产业链,提升整体观念。

接下来的教学中,要继续加强实践教学工作,理论联系实际,规范小组作业的要求,让小组作业更具效率。匠心筑教,潜心育人,在教学的路上摸索前行。

参考文献

[1]李登昌,田涛涛,陈毓.“中药加工、贮藏与养护技术”课程思政元素的挖掘与探索[J].大学,2023,(17):173-176.

[2]黄诗娅,黄卫萍,卢诗剑.《中药材产地初加工》教学中“课程思政”教学改革实践[J].广西质量监督导报,2021,(05):152-154.

[3]张振凌,吴若男,于文娜,等.生地黄产地加工炮制一体化工艺研究[J].中草药,2018,49(20):4767-4772.

[4]周丽,徐金娣,毛茜,等.地黄加工炮制研究新进展及展望[J].中药材,2016,39(05):1184-1190.

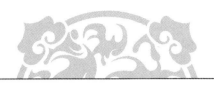

第四章 中药的鉴定

学习和了解中药鉴定的依据和鉴定程序,让学生对中药鉴定有整体和系统的概念,并掌握中药鉴定的几类常用方法,为后续各论的学习打下基础。

【教学目标】

1.知识目标

(1)掌握中药鉴定的依据、中药鉴定的方法及中药质量评价的意义。

(2)熟悉中药化学成分指纹图谱的定义、指标性成分含量测定的方法、定量分析的方法学程序。

(3)了解中药鉴定的一般程序及中药质量标准制定的原则及内容。

2.能力目标

(1)能够掌握基原鉴定、性状鉴定、显微鉴定、理化鉴定、生物鉴定等常用中药鉴定技术的基本原理与方法。

(2)能够掌握基原鉴定、性状鉴定、显微鉴定、理化鉴定、生物鉴定等常用中药鉴定技术的适用范围。

(3)能够运用基原鉴定、性状鉴定、显微鉴定、理化鉴定、生物鉴定等常用中药鉴定技术解决有关中药的真实性、安全性、有效性的问题。

(4)具备学习中药鉴定新技术的能力,为解决未来中医药学前沿问题奠定能力基础。

3.思政目标

(1)通过课程思政内容学习,充分认识中药鉴定学学科的重要性,为达成知识与能力目标奠定情感基础。

(2)通过中药鉴定学学科前辈为中医临床科学用药而不断求索、勇于奉献的事迹与精神,激发学生对专业的热爱和对行业的使命感,成为具有家国情怀、勇于担当、具备解决未来中医药学领域前沿问题的行业接班人。

(3)通过思政内容的学习,让学生了解我国自古就存在中药质量评价方法,了解古人对医学的严谨性。

(4)通过案例学习,学生明白中药安全关乎国民健康,在中药质量评价过程中应做到认真、负责、事事谨慎。

【相关知识板块的思政元素分析】

1. 中药质量标准研制的重要性与严谨性,肩负中医临床科学合理用药的重要使命。

2. 中国自古就有中药质量评价的方法。古人通过总结临床用药经验,对中药的质量评价方法进行归纳总结,形成了较为可行的质量评价方法,从而培养学生民族自信心与自豪感。

3. 勇于创新、乐于探索的科学精神。

4. 甘于寂寞、无私奉献的精神。

一、案例

(一)中药质量标准

1. 国家标准的重要性 《中国药典》已被世界卫生组织列为制定国际药品标准的主要参考之一。我国药典与发达国家药典之间的差距在不断地缩小,这要归功于参与我国药典标准研制工作的科研人员的严谨负责、百折不挠的可贵精神。

国家食品药品监督管理总局局长毕井泉表示,习近平总书记多次强调,要把"最严谨的标准、最严格的监管、最严厉的处罚、最严肃的问责"落到实处。总书记把"最严谨的标准"放在首位,突显了标准对于药品监管的极端重要性。编写药典,是现代"悬壶济世"的功业,不仅是荣誉,更是责任。药典标准研制要秉持科学的态度、勇于担当的作为、清正廉洁的职业道德,圆满完成药典编写工作。

药典编写责任重大,过程艰难复杂。一味药想要进入"药典",需要相当严谨的考察和研究,不仅要确保其科学性、安全性、有效性,还要关注其检测标准的严谨性和可行性。除此之外,还要充分结合实际,考虑其社会影响。毕井泉指出:"药典编制的过程中,要对收载、更新、修订的内容进行真实性、可靠性、科学性的审核,评估其安全性、有效性和质量可控性。"

2. 袁久荣先生对我国中药质量控制发展的贡献 袁久荣先生是推动中药事业发展的优秀学者,他有胆识、有远见、有魄力,具备勇于创新与认真严谨的科学精神。

1987 年袁久荣先生从系统科学领域准确界定中药概念,阐释"新中药"定义,创立"中药全成分理论",提出中药质量控制是一项系统工程,要探索建立包括种质、原药材、饮片、制剂、中成药、辅料及生境土壤等的多维标准规范和准确灵敏、快速简便的客观鉴别与质量评价综合集成控制方法体系,形成"系统中药学"理论方法体系。

袁久荣先生开创多项中药鉴定技术之先河,创立了"中药鉴别紫外谱线组法",获教育部和国家中医药科技进步奖,主编的专著《中药鉴别紫外谱线组法及应用》开创"中药光谱鉴定学"的先河,获 2004 年中华中医药学会著作奖。他率先开展"中药全息指纹图谱质量控制方法学研究",创建了中药全成分分子动态整体性、综合性质量评价控制模式。

袁老的夙愿是建设一流的学科、实验室,培养一流人才。注重科学实践,"从细微之处见大道理"是袁老时常念及的话题,矢志不渝地为我国中医药事业立术、立业、立人。

(二)中药的鉴定

1. 显微鉴定　徐国钧先生是中国著名生药学家、药学教育家、中国药科大学教授、博士生导师、中国生药显微鉴定尤其是粉末生药学和中成药显微分析的奠基人。1945年毕业于国立药学专科学校,1995年当选为中国科学院生物学部院士。徐国钧先生致力于生药鉴定、品质评价、资源开发及学科建设。

1922年11月17日,徐国钧先生出生于一个贫农家庭,年幼丧父,在亲友的资助下,走进了学堂。由于他聪明好学,记忆力又强,成绩总是名列前茅。1938年,经同乡介绍,他进入国立药学专科学校生药室当一名技术助理员,主要工作是生物学、药用植物学、生药组织学实验课的准备,包括采集、制作、管理药用植物标本,制作生药组织切片等。通过努力学习和实践,他很快就掌握了药用植物学、生药学实验课的基本知识和技能。

徐老先生于1954年起,兼任中国科学院南京植物研究所副研究员,除了认真教学、科研,他还关心我国的生药学教育。为改变中国生药学教学依赖外国教材的状况,他进行教材的编著,出版了中级教材《药用植物及生药学》《植物学》《生药学》,并编有本科《生药学》《生药组织学》讲义多册。1951年,徐老先生首次发表了101种"粉末生药检索表",经过20多年坚持不懈的研究,完成了《中药材粉末显微鉴定》。1956年,徐老先生率先应用显微分析技术,将麝香等10味药材一一检出,打破了"丸散膏丹,神仙难辨"的神秘观,之后继续研究"石斛夜光丸""再造丸"等近百种中成药显微鉴定标准,填补了国家药典的空白。

2. 理化鉴定　于德泉院士从事药物研究工作六十余载。他兢兢业业为我国天然药物化学领域的开拓和发展奋斗一生,将年华无私地奉献给了国家天然药物化学事业。

抗美援朝战争打响后,于德泉先生积极报名参军,见到了日本细菌战的恐怖,国内医药行业人才紧缺,使他意识到药品的宝贵,毅然决然地踏上了艰苦曲折的药物研究之路,在没有硝烟的战场立下累累功绩。他敢为人先、百折不挠、迎难而上的宝贵品质为后来的学者树立了榜样,燃起爱国主义精神。

在学术研究上,于德泉院士不断求索,20世纪60年代后,随着物理方法不断发展,他积极推动波谱新技术在天然药物成分结构鉴定中的广泛应用,不但样品用量明显减少,而且节省了大量的检测时间。波谱新技术中,无论是核磁共振、质谱,还是红外光谱、紫外光谱检测,样品仅毫克量水平就可以得出结果,而且大大节约了研究成本。于德泉不无感慨地说:"吗啡的化学结构不很复杂,但是整整花了约百年的时间去研究其结构,而且所需样品量需要达到公斤量才能得出实验结果。因此,波谱新技术的迅速推广大大简化了检测手段,节省了时间。"于德泉院士应用波谱技术研究天然药物结构,大大提高了天然产物化学结构鉴定的效率,为我国天然药物研发工作奠定了坚实基础。

3. 生物鉴定　楼之岑教授是我国著名的生药学家和药学教育家。40多年来从事我国生药学教学和科研工作,培养了大批药学人才。他注重应用多种现代科学方法研究中药的真实性和有效性,在发展我国药学事业方面做出了重要贡献,是我国现代生药学的开拓者之一。他在学术上最突出的贡献,是在生药形态组织和中药材品质评价的研究方面进行了大量开拓性的研究工作。楼之岑院士建立了新的植物性泻药的生物测定法,该成果于 1949 年在英国药学会年会上发布并在英国学术期刊上发表,引起了各国学者的重视并被广泛采用,被称为"楼氏法"。

(三)我国中药质量评价发展历程

1. 古代中药质量评价方式　我国自古就重视中药质量,在《淮南子·修务训》中记载:"神农乃始教民尝百草之滋味,识水泉之甘苦……当此之时,一日而遇七十毒,由是医方兴焉"。尽管该记载有神话传说的色彩,但它能反映古人是通过人体对中药的反应来评价药材。《黄帝内经》中古人对中药药性"温、热、寒、凉"的总结也是一种对临床质量评价的方式。在宋代《本草图经》中已经记载了较为先进的药物评价范例,如"欲试上党人参者,当使二人同走,一与人参含之,一不与,度走三五里许,其不含人参者必大喘,含者气息自如,此人参乃真也"。此部分作为案例,可激发学生的民族自信心与自豪感,同时引发学生对中医药的热爱,向我国古人学习,善于观察生活周边事物,总结身边经验。

2. 合理的中药质量评价方法与患者的用药安全　近年来,由中药质量引起的用药安全问题频发,尤其是中药注射剂面临较为严峻的问题。2022 年,国家药品监督管理局在《国家药品不良反应监测年度报告》中按照中药不良反应/事件报告的给药途径统计,注射给药占 24.8%、口服给药占 62.5%、其他给药途径占 12.7%;注射给药中,静脉注射给药占 97.1%、其他注射给药占 2.9%。甚至在 2023 年 11 月初,《中国新闻周刊》报道,一位在太原市第三人民医院治疗的患者,在被输注痰热清注射液后,不幸引发休克、急性肝功能衰竭等,最终死亡。中药注射剂之所以不良反应占比较大,主要原因是中药成分复杂,在生产过程中一些致敏及溶血物质,如蛋白、鞣质、皂苷较难全面清除。同时缺乏合理的评价方式,导致上市后安全事故的出现。此部分案例,引发药学相关学生的职责感、使命感,引导学生努力学习、勇于探索从而完善药品评价体系,通过自己的刻苦钻研真正为我国中医药事业的发展贡献力量。

3. 中药质量与中医药国际化　中医药是中华民族的瑰宝,数千年来守护我国民众生命健康。改革开放以来,随着我国逐步和世界接轨,中药也走向世界。虽然中药在国际化的道路上已取得丰厚的成绩,但是大多数中药仍未被欧、美等国家接受。其中,中药质量不稳定是重要因素。解决中药质量不稳定,可以从建立完善的质量评价体系入手,通过建立合理的中药质量评价体系,逐步提高中药质量的稳定性。通过此案例,引导学生提高本章内容学习的思想站位,中药质量评价的学习与研究不单单关乎我国中药产业,也关乎中医药的国际化、中国传统文化在全世界范围内的认可度,将中药推向世界也是提升中国国际地位的一个重要方面。

二、教学设计与实施过程

教学环节	教学活动	思政设计
导入环节	内容：中药质量对于中医临床疾病治疗的效果至关重要。请同学们就此问题表达自己的观点和认识。 问题串： "中药质量评价包含的主要内容？" "目前中国药典中中药质量标准的制定是否能够准确指导中医临床的用药？" "如何科学评价中药质量？" "根据行业发展需要，古今中药质量观是否有所差异，如何看待这种差异，遇到新问题，解决的思路是什么？"	由案例引出问题串，为后面授课重点内容和相关思政点的提出做好铺垫。
基原鉴定	内容：启发式讲授基原鉴定在中药质量控制过程中的重要作用，同时引导学生回顾《药用植物学》课上讲授的植物基原鉴定的理论及方法，重点强调基原鉴定的程序和评价标准。 问题串： "基原鉴定能够解决中医临床用药的什么问题？" "基原鉴定的结果如何能够得到行业公认？"	1.通过国家食品药品监督管理局以及药典委对于药典标准研制工作的高度重视以及给出的指导原则，引发学生对于中药真伪鉴定及优劣评价相关知识学习和能力提高的渴望。 2.通过袁久荣前辈在中药质量控制领域的不懈努力与求索的事迹，激发学生的行业使命感。
性状鉴定	内容：讲授性状鉴定的常用方法，观、摸、闻、尝、试所对应的主要内容，重点讲解性状鉴定需要观察的10个方面，形状、大小、色泽、表面特征、质地、断面、气、味、水试、火试，以及观察的方法。 问题串： "性状鉴定又称为'经验鉴别'，与现代鉴定方法比较而言是否有传承的必要？" "性状鉴定的主观性对鉴定结果的准确性及稳定性有着重要的影响，如何看待这个问题？如何解决问题？"	通过金世元国医大师从学徒开始成长为一代"国药泰斗"，以他勤奋刻苦、不断实践，为中医临床严格把好中药质量关的情怀，和为中医药事业奋斗终生的精神，激发学生内心的社会责任感。

教学环节	教学活动	思政设计
显微鉴定	内容:以问题导入,带领学生回顾药用植物显微鉴定方法及其特征,重点在于明确显微鉴定能够在中药真伪优劣评价中所发挥的作用。 问题串: "显微鉴定能够解决哪些中药真伪优劣鉴定中的问题?" "对于中成药的质量鉴定,显微鉴定技术是否可以发挥作用?" "相较于性状鉴定和理化鉴定,显微鉴定是否存在优势?"	通过讲述徐国钧院士在中药显微鉴定领域的不懈求索及勇于创新的事迹,尤其是徐院士将显微技术开创性应用于中成药的鉴定中,打破了"丸散膏丹,神仙难辨"的瓶颈。传递徐院士对中医药事业孜孜以求的精神,令学生正确看待传统鉴定技术的作用与价值。
理化鉴定	内容:讲授一般物理、化学鉴定方法、色谱方法、光谱方法、质谱、核磁等现代波谱技术在中药鉴定中的应用,重点在于各种理化鉴定技术的使用范围和能够解决的问题。 问题串: "理化鉴定是否能够解决中药鉴定的所有问题?" "如何客观看待以'化学成分'为主要评价指标的药品标准?"	通过于德泉院士在我国天然药物化学领域兢兢业业、无私奉献、全身心投入国家天然药物化学事业的事迹,照亮学生勇于求索、敢于创新的前路。尤其是在他的积极推动下,将波谱新技术应用于天然药物成分结构鉴定中,大大提高了新药研究的速度,对于中药理化鉴定技术的飞跃做出了重要贡献,以此激发学生的学习热情。
生物鉴定	内容:讲授生物测定在中药质量评价中的作用及应用。拓展讲解DNA分子鉴定在中药鉴定领域中的应用,重点介绍药典中采用DNA条形码鉴别的中药材。引发学生思考生物鉴定新技术在中药真伪优劣评价中的作用。 问题串: "在中药鉴定中生物鉴定能够解决的关键问题是什么?"	讲述楼之岑院士通过对中药鉴定新技术新方法的探索,建立了新的植物性泻药的生物测定法,在英国药学会年会上发布并在英国学术期刊上发表的故事,向学生展示我国药学前辈勇于探索与创新的科学精神。
中药指纹图谱	内容:中药指纹图谱的定义;中药指纹图谱的优势;中药指纹图谱具体操作流程。	通过三个中药质量新方法评价的案例,激发学生对于科技创新、学科交叉的兴趣,同时学习我国科学家努力钻研,从而解决生产实际问题的精神。
中药特征图谱	内容:中药特征图谱的定义;中药特征图谱的优势;中药特征图谱优势;中药特征图谱的基本操作流程。	
中药生物活性评价	内容:中药生物活性评价的定义;中药生物活性评价的优势。	

教学环节	教学活动	思政设计
各种评价方式比较	内容:比较常用几种质量评价方法的优点及缺点,找到每个方法的适用范围。 问题串: "三种质量评价方法的共同特点有哪些?" "对于多来源的中药材,应该选用哪种质量评价方法?"	通过梳理各种质量评价方法的特点,培养学生从多角度看待中药质量评价。每种方式均有其优点和缺陷,应该根据实际情况找到适合的评价方法。
小结	小结:引导学生依照在中药真伪鉴定和优劣评价中的作用,梳理中药传统及现代鉴定技术的知识思维导图,明确中药鉴定技术发展脉络和应用场景,为解决行业中中药真伪及质量问题的鉴定奠定知识基础。	通过梳理鉴定技术发展的脉络及适用范围,使学生认识中药鉴定技术不断发展的科学规律,建立探索未来医学领域新问题的信心。
情景模拟	情景模拟:给出市场上中药质量问题真实案例,模拟真实场景。引发学生思考,鼓励学生参与互动,阐述自己的观点,培养学生分析及解决问题的能力。	将中药质量优劣直接与患者生命健康紧密联系起来,激发学生的职业道德感,培养医者仁心和"以患者为中心"的职业精神。
前沿拓展	前沿拓展:通过介绍与中药质量形成相关的各个生产环节,从中药质量监管角度提出问题,引发学生思考与学习。如:利用现有中药鉴定技术能够解决哪些问题,还有哪些问题是目前很难解决的,有没有新的技术(如仿生技术等)可以引入来解决新的问题等。	在面对未来人类健康新问题时,我们如何利用所学知识、能力以及创新思维去解决难题,培养学生不畏艰难与挑战的意志品质,以及勇攀高峰的勇气及能力。

三、教学反思与改进

1. 不同学生对于新概念的接纳能力和程度不同。接下来的教学中穿插事例和比喻,将知识点形成串联,帮助学生联想、融会贯通。

2. 部分学生局限于课堂课本,自我学习和探索拓展的积极度不高。接下来的教学中,将学生进行分组教学,实施翻转课堂,促进其合作能力、自学能力。并在课堂中引入热点研究案例,拓展学生思维。

参考文献

[1]袁浩.基于文献的袁久荣系统中药学学术思想研究[J].世界中医药,2014,9(3): 367-371.

[2]陈丽华,肖发林,黄诗雨,等.中药质量评价研究思路及创新发展趋势[J].中草药, 2021,52(9):2541-2547.

[3]肖小河.走向精准的中药质量评价与控制[J].药学学报,2019,54(12):2139-2140.

第五章 根及根茎类药材

根类中药包括以根或以根为主带有部分根茎入药的药材。根茎类中药指以地下茎或带有少许根部的地下茎入药的药材。根及根茎类药材为植物类中药的重要药用部位，具有悠久的用药历史，功效明确，为中药临床用药及处方的重要组成部分。大黄、黄连、白芍、人参、当归、附子等用量大，野生品不能满足临床用药，从栽培变成家种过程中需要对其栽培、采收、加工及质量特征进行严格的要求，要以严谨科学的态度进行各个环节的质量把控。黄精、白芷、百合、山药及玉竹等药材既是药品，又是食品，应加强对其新产品开发的研究，以追求卓越的科学精神为大健康产业的发展服务。

【教学目标】

1. 知识目标

（1）熟练掌握重点药材，包括狗脊、绵马贯众、大黄、何首乌、牛膝、川乌、附子、白芍、防己、甘草、黄芪、人参、三七、白芷、当归、川芎、柴胡、黄芩、地黄、党参、苍术、天南星、半夏、川贝母、麦冬、天麻的鉴别特征。

（2）掌握川牛膝、商陆、太子参、威灵仙、草乌、白头翁、赤芍、升麻、北豆根、延胡索、板蓝根、山豆根、葛根、远志、西洋参、独活、防风、龙胆、秦艽、玄参、桔梗、南沙参、木香、浙贝母、天冬、知母、山药、白术、郁金的鉴别特征。

（3）了解骨碎补、细辛、银柴胡、羌活、紫草、巴戟天、川木香、三棱、姜黄、白及的鉴别特征。

2. 能力目标

（1）能够使用五大鉴别方法对常见根及根茎类药材进行真伪优劣鉴别，能够对重点药材进行质量评价。

（2）能够对患者和公众对贵重药材人参、西洋参、三七、天麻等进行真伪及优劣鉴别，以及合理用药方面进行宣传教育。

（3）通过在线课程发布学习资料和预习任务，提高学生自主学习和思考总结能力。

3. 思政目标

（1）通过课程思政内容学习，培养学生不怕困难、精益求精的学习精神。

（2）通过课程思政内容学习，能够领悟前辈们追求卓越、刻苦务实的工匠精神。

（3）通过课程思政内容学习，培养学生形成人与自然和谐共生、资源保护与可持续发展的绿色发展观。

（4）通过课程思政内容学习，使学生燃起对中医药事业的热爱，传承精华，守正创新，成为具有国际视野、家国情怀、勇于担当的社会主义接班人。

【相关知识板块的思政元素分析】

1. 精益求精，刻苦学习，勇攀高峰的科学精神。

2. 传承精华，守正创新的文化自信。

3. 保证临床用药安全的责任感。

4. 人与自然和谐共生，资源保护与可持续发展的绿色发展观。

5. 大医精诚，仁心仁术，以人为本，爱民之心。

案例一　人参

一、案例

人参有着悠久的药用历史，是传统补益中药的典型代表，具有极其重要的药用价值，被历代医家誉为百草之王。人参历来具有重要的经济价值甚至是政治价值和文化价值。在中药鉴定学教学中常作为重点品种来讲解，人参的功效神奇，外形独特，资源短缺，自古以来就笼罩着神秘的色彩，在中国可谓家喻户晓，有关传说俯拾皆是。由于资源稀少，人参的价格昂贵，在市场上曾出现较多混伪品，在我国中医药工作者的不懈努力下，已攻克人工栽培技术，并在我国东北地区推广种植。因此，我们可以深入挖掘以上各方面的思政素材，并将这些素材有机地结合到课程知识点内容中。这样可以帮助同学们在理解中国文化、科学精神的同时，更好地掌握本节课程的重点和难点知识。具体分述如下。

（一）人参相关古诗词文化与中药鉴定知识相融合

自古以来，中华文化有"以文育人"的传统。遵循中华传统文化特色，利于培养具有中医药文化底蕴、医德高尚的全面发展的中医药人才。有关人参的诗词文化历史久远、意蕴深邃、内涵丰富，包含了人参学习中所要求掌握或熟悉的绝大多数内容。把诗词文化融入中药鉴定学教学课堂，让传统课堂变为文化感知课堂，增加了教师和学生的学习途径，活跃了课堂氛围，增强了教学效果，能激发学生学习过程中的自主学习能力和思维创新能力。这也是对执行习近平总书记"传承精华，守正创新"指导精神的一个有益探索。

（二）人参产地变迁与栽培技术突破

据本草文献记载，人参原产于山西，后由于人参的生长周期长，产量稀少，加之过度采挖，使其资源逐渐枯竭，主产地逐渐转移至人烟稀少的山海关以外区域。自古以来，中医药的先驱们一直致力于人参人工种植技术的探索，在20世纪新中国成立后，吉林农大的专家学者们终于克服重重难关,人参的栽培技术获得了突破性进展,产量有了明显的提升。这一成就的背后,凝聚着无数科研工作者的心血和智慧。他们秉承着为人民谋福利的初心,默默耕耘在科研一线,用实际行动诠释了什么是真正的科研专研精神。正是他们的不懈努力和无私奉献,才使得人参的大规模种植成为可能。如今,人参产业的蓬勃发展不仅拉动了相关行业的共同进步,为社会创造了丰富的就业机会,更重要的是为广大患者提供了更加充裕、优质的药材资源。这一幕幕繁荣景象,无不映照着中国人民勤劳智慧的民族品格和科研工作者为民服务的崇高精神。

(三)人参的真伪鉴别与消费者用药安全

人参因其产量稀少、药效卓著而备受珍视。然而,正是这份珍贵,使得市场上人参真假难辨,伪劣问题层出不穷。药材的真伪直接关乎消费者的生命安全和健康福祉。作为未来的医务工作者,学生们需要从这个典型案例中深刻认识到职业道德的重要性,树立起"以患者为中心"的职业精神。医药工作者的一丝不苟,就是对生命的最大尊重。

古语有云:"人参杀人无过,大黄救人无功。"这恰恰说明了用药的辨证与精妙。即使是传统中医认为无毒的补益药,如人参,若应用不当,也会给机体带来伤害;而药性峻猛、毒性较大的烈性药,如大黄,只要应用得当,同样可以扶正祛邪,救人于危难之中。因此,学生们应深刻认识到用药安全的重要性。要注重辨证施治,精准用药。要通过对患者机体、药物性质、疾病特点,乃至所处环境等多重因素的综合分析,做到因人施药、因病施治。真正做到趋利避害,使药用效益最大化,让每一位患者都能从中受益。

二、教学设计与实施过程

教学环节	教学活动	思政设计
导入环节	内容:由人参娃娃等传说故事和影视剧引出有关人参名字、生长特性、功效等的疑问,提出问题。 问题串: "人参真像人参娃娃一样会跑会隐身吗?" "真的有千年人参吗?" "古时人参为什么那么珍贵?" "人参为补益要药,是否适合任何人服用? 有服用禁忌吗?"	由传说和影视故事引出问题串,为后面授课重点内容和相关思政点的提出做好铺垫。
植物特征	内容:图文结合讲解人参原植物特征及生长特性。 问题串: "人参根茎上的芦碗是怎样形成的? 与其生长年限有关吗?" "人参地上叶片的形态与其生长年限有关吗?"	西汉时期高丽人所作的《人参歌》:"三丫五叶,背阳向阴。欲来求我,椴树相寻。"是我国现存最早有关人参的诗词。引导学生在欣赏中华传统文化的同时掌握了解人参的植物特征及生长环境。

教学环节	教学活动	思政设计
产地采制	内容:图文结合讲解人参药材的产地与采收加工内容,并强调其与性状鉴别特征的相关性加强学生的记忆。 　人参目前主产于吉林、辽宁、黑龙江,我国在新中国成立后人工栽培成功,随着栽培技术不断改进,人参的产量获得很大提升。 　问题串: 　"野生人参和栽培人参的生长环境有何不同?" 　"红参与生晒参的加工方法有何不同?有哪些性状特征是由于加工方法不同而产生的?"	南宋诗人谢翱所作《效孟郊体七首 其二》对人参栽培描述为:"移参窗北地,经岁日不至。悠悠荒郊云,背植足阴气。新雨养陈根,乃复佐药饵。天涯葵藿心,怜尔独种参。"由此可知,人参移栽种植要在背阴之地,古代阴阳学说讲究北阴南阳,需要全年太阳光直射不到。除此之外,种植人参还需要雨露滋养,艰辛劳作。体现了栽培人参的不易,以及人参的珍贵 　新中国成立后我国人工栽培成功,凝聚了无数中药工作者的辛勤劳动,为中国广大人民提供了优质药材。在前辈科研精神的感召下,培养学生探索未知、勇攀科学高峰的责任感和使命感。
形态鉴别	内容:人参药材的性状和显微鉴别,以图文结合的方式讲解,幻灯片播放药材的性状和显微特征放大图片,同时配合药材实物,给学生直接的感官体验,加深学习记忆。 　问题串: 　"野生人参和栽培人参的形状特征有何不同? 有哪些特征可能是由于生长环境不同而导致的?" 　"人参药材的横切面性状与显微特征有何内在联系?"	人参作为贵重药材,真伪优劣鉴别尤为重要,关系到患者的经济和健康利益,作为药学工作者,其工作态度与能力关系到每一位患者的用药安全,承担着重大责任与使命,要不断提升自己的职业素养与职业道德水平。
理化鉴别	内容:人参药材的化学成分及其质量评价。 　问题串: 　"人参中产生功效的物质基础有哪些?" 　"人参中药效成分的含量组成与其生长环境和生长年限是否有相关性?"	通过梳理人参所含化学成分与药效和性状特征之间的内在联系,引导学生领会中药材质量评价体系建立和药用资源开发的方法,引导同学们思考中医药守正创新的研究方法,树立辨证的中医药思维方式。
小结	小结:引导学生梳理人参药材鉴别的各项知识点。注重将具体的人参药材性状、显微鉴别特征与抽象的知识点,如理化鉴别、质量控制指标、所含化学成分进行联系,使不同鉴别方法之间形成"联系网"。	通过梳理人参药材鉴别的各项知识点,学生不仅能够掌握人参药材鉴别的各项知识点,还可以培养其严谨的科研态度和逻辑分析能力。

教学环节	教学活动	思政设计
情景模拟	情景模拟:给出不同人参混伪品图片,学生讨论并找出优质人参药材。 引导学生参与互动并思考,利用刚刚所学知识解决实际问题,将知识及时内化,提高解决复杂实际问题的高阶能力。	药品的真伪和质量将直接影响消费者的生命和财产安全。通过介绍人参的市场混伪情况,激发学生的职业道德感,培养医者仁心和"以患者为中心"的职业精神。
前沿拓展	前沿拓展:人参皂苷尤其是稀有人参皂苷具有较强的药理活性,且易被人体吸收。随着合成生物学、基因组学、蛋白质学、信息学等科学技术的发展,目前人参皂苷的部分生物合成途径已被成功解析,人参皂苷的合成途径明确后,将可采用异源仿生合成等方式获得,为中药资源绿色可持续发展提供了新选择。	以人参皂苷药用资源开发研究前沿进展,展示我国科研工作者在面对困难和挑战时,不畏艰辛勇攀高峰的创新精神,以此点燃学生的科研兴趣,培养学生的科研思维。

三、教学反思与改进

1. 教学反思

(1)学生的学习需求存在差异,无法全部满足。

(2)在教学实施中发现,个别同学参与度和学习效率不高。

2. 改进　接下来的教学中,注重以问题为导向,加入人文知识与课程思政点,逐步激发学生的学习热情,建立正确的"三观";逐步考虑分层次教学,规范小组作业要求,同时在测验时增加综合性题目,避免学生只关注课堂板书与笔记就可取得较高的分数的情况。

参考文献

[1]纪宝玉,裴莉昕,董诚明,等.《药用植物学》五加科植物人参教学方法探讨[J].中国西部科技,2013,12(12):121-123.

[2]吴宿慧,郭璐璐,李根林,等.诗词文化引导下的中药教学初探——以人参为例[J].教育教学论坛,2021,(40):117-120.

案例二　天麻

一、案例

天麻是有着悠久的药用历史的名贵中药材,同时也是一种常用的保健食品,已被列入国家卫生健康委员会、国家市场监督管理总局公布的药食同源名录。天麻生活史较为复杂,其繁殖、营养生长曾是生物界长期未解之谜。徐锦堂、周铉、袁媛等一代代科学家带领团队,克服重重困难,不仅一步步揭示了天麻的生活史,实现人工栽培,还进一步从分子角度阐释天麻与蜜环菌之间的关系,使天麻药材品种选育和种植技术的进一步提升成为可能。

天麻在中药鉴定学教学中常作为重点品种来讲解。天麻的功效神奇,外形独特,由于其独特的生活史,资源严重短缺。由于资源稀少,天麻的价格昂贵,市场上曾出现较多混伪品,在我国中医药工作者的不懈努力下,已攻克天麻人工栽培技术,并在我国多个地区推广种植。因此,我们可以深入挖掘以上各方面的思政素材,并将这些素材有机地结合到课程知识点内容中。这样可以帮助同学们在理解中国文化、科学精神的同时,更好地掌握本节课程的重点和难点知识。具体分述如下。

（一）天麻人工栽培技术的突破

天麻是一种无根无绿色叶片的兰科植物,既不能进行光合作用来合成碳水化合物,也不能直接从土壤中吸收营养物质供给自身生长。其生活史较为复杂,其繁殖、营养生长一直是生物界长期未解之谜。尽管天麻有2000多年的药用历史,但一直依赖于稀缺的野生资源。直到1965年,徐锦堂、周铉等老一辈科学家带领团队,经过数十年的努力,克服重重困难,揭示了伴生菌在天麻生长中的必要性,并阐明了天麻的整个生活史。原来天麻是一种特殊的异养型药用植物,在其整个生长史中,分别需要萌发菌和营养菌两类微生物。50多年来,在几代人的不懈努力下,"两菌一种"人工栽培技术的推广和普及,使得天麻产业从无到有,从小到大,从弱变强。目前,天麻产业已成为各地林下经济、山地高效农业以及精准扶贫的有效产业,并迈身成为一、二、三产业融合发展的大健康、大扶贫产业。由于古代的天麻都为野生,产量少,价格高,所以只有王公贵族才能用得起。如今,天麻的栽培技术已经成熟,人工天麻价格较低,产量也越来越高,所以天麻作为食品在民间餐桌上的使用越来越多。民间家庭中乌鸡炖天麻、乳鸽炖天麻等菜肴已是家喻户晓。

（二）天麻资源的可持续性利用

自我国成功将天麻野生变家种半个世纪以来,人工栽培天麻规模不断扩大,需要砍伐的木材越来越多,天麻生产与森林资源保护的矛盾日趋突出。如何既做好、做强天麻产业,又保护和利用好林业资源,是天麻产业面临的难题。立足生态文明视角,全国多个天麻产区运用循环经济理论与可持续发展理论做了许多有益的探索和实践,如贵州天麻产区建立的天麻生态种植技术体系,一方面高效利用林地资源来实现天麻的"拟境栽培",大幅提升中药材品质,缓解农田压力,并创建了"速生林-经济林-天麻"配套种植技术体系,缓解了天麻种植给林业带来的巨大压力,保证了天麻产业的可持续发展。同时还建立了"天麻-食用菌"生态轮种技术体系,达到了对菌材的充分利用,避免了废弃菌材对生态环境的污染,减少了食用菌栽培需要的木材砍伐,同时改善了土壤微生态系统,缓解了天麻连作障碍的影响,提高了土地使用率,实现了生态效益和经济效益双增收,为"中药材-食用菌"的生态循环农业拓展建立了新模式。在生态文明背景下的天麻种植产业需要更多这样绿色生产模式来保证天麻产业的可持续发展。

二、教学设计与实施过程

教学环节	教学活动	思政设计
导入环节	内容:由纪录片《本草中国》德州天麻片段引出有关天麻名字、产地、功效等的疑问,提出问题。 问题串: "天麻和赤箭是同一个药材吗?"	由传说和影视故事引出问题串,为后面授课重点内容和相关思政点的提出做好铺垫。
植物特征	内容:图文结合讲解天麻与众不同的生活史及其生长环境,并强调其与性状鉴别特征的相关性,加强学生的记忆。 问题串: "天麻为何被称为天外来物?" "天麻的生长过程需要具备哪些要素?"	民间流传有关天麻的儿歌:"天麻天麻,天生之麻,神仙播种,深山采挖,你若种它,那是白搭。"生动形象地描述了天麻的神秘色彩和生长环境,也体现了突破栽培天麻的不易,以及天麻药材的珍稀。
产地采制	内容:图文结合讲解天麻药材的产地与采收加工内容。并强调采收时间与加工方法对药材质量的影响。 问题串: "古时有春麻和冬麻两种商品规格,为何现在市场上很难见到春麻?" "天麻药材在干燥时,为何要低温干燥?"	20世纪70—80年代,经过周铉等老一辈科研人员的不懈努力,天麻终于栽培成功,使得"旧时王谢堂前燕,飞入寻常百姓家",天麻在我国人工栽培成功,凝聚了无数中药工作者的辛勤劳动,为中国广大人民提供了优质药材。在前辈科研精神的感召下,培养学生探索未知、勇攀科学高峰的责任感和使命感。
形态鉴别	内容:天麻药材的性状和显微鉴别,以图文结合的方式讲解,幻灯片播放药材的性状和显微特征放大图片,同时配合药材实物,给学生直接的感官体验,加深学习记忆。在性状特征讲解过程中,应用"点环""鹦哥嘴""凹肚脐"等简单易记、形象生动的经验鉴别术语,使枯燥的性状鉴别描述通俗易懂。 问题串: "春麻和冬麻的性状特征有何不同?这些特征与其采收时间有关吗?" "天麻药材的横切面性状与显微特征有何内在联系?" "天麻药材的产地、加工方法对其断面质地的形成有何影响?"	天麻为贵重药材,真伪优劣鉴别尤为重要,关系到患者的经济和健康利益,作为药学工作者,其工作态度与能力关系到每一位患者的用药安全,承担着重大的责任与使命,要不断提升自己的职业素养与职业道德水平。

教学环节	教学活动	思政设计
理化鉴别	内容:天麻药材的化学成分及其质量评价。介绍天麻药材中所含的化学成分种类,并分析各成分与天麻功效和性状之间的关系,使抽象的知识点间形成关联,加深学生的理解与记忆。 问题串: "天麻的药效成分是什么?" "天麻药效成分的含量组成与其采收时间和生产加工过程有什么相关性?"	通过梳理天麻所含化学成分与药效和性状特征之间的内在联系,引导学生领会中药材质量评价体系建立和药用资源开发的方法,引导同学们思考中医药守正创新的研究方法,树立辨证的中医药思维方式。
小结	小结:引导学生梳理天麻药材鉴别的各项知识点。用一首鉴定歌诀"鹦哥嘴,凹肚脐,外有环点干姜皮,春空冬实心有别,松香断面要牢记"归纳天麻的性状鉴定特征。 注重将具体的天麻药材性状、显微鉴别特征与抽象的知识点,如理化鉴别、质量控制指标、所含化学成分间进行联系,使不同鉴别方法之间形成"联系网"。	通过梳理天麻药材鉴别的各项知识点,学生不仅能够掌握天麻药材鉴别的各项知识点,还可以培养其严谨的科研态度和逻辑分析能力。
情景模拟	情景模拟:给出不同天麻混伪品图片,学生讨论并找出优质天麻药材。 引导学生参与互动并思考,利用刚刚所学知识解决实际问题,将知识及时内化,提高解决复杂实际问题的高阶能力。	药品的真伪和质量会影响消费者的生命和财产安全。通过介绍天麻的市场混伪情况,激发学生的职业道德感,培养医者仁心和"以患者为中心"的职业精神。
前沿拓展	前沿拓展:天麻与蜜环菌形成独特的共生关系,天麻通过释放独脚金内酯信号吸引蜜环菌,且其体内的水解酶能把蜜环菌细胞壁水解,产生营养碳糖供养自己。中国中医科学院中药资源中心袁媛研究员课题组正在进行大量研究,解析天麻与蜜环菌的共生关系,为天麻药材种植的品种选育和种植技术的提升奠定基础。	以天麻药材种植的品种选育和种植技术提升的研究前沿进展,展示我国科研工作者在面对困难和挑战时,不畏艰辛勇攀高峰的创新精神,以此点燃学生的科研兴趣,培养学生的科研思维。

三、教学反思与改进

1. 教学反思

(1)学生的学习需求存在差异,无法全部满足。

(2)在教学实施中发现,个别同学参与度和学习效率不高。

2. 改进　接下来的教学中,注重以问题为导向,加入人文知识与课程思政点,逐步激发学生的学习热情,建立正确的"三观";逐步考虑分层次教学,规范小组作业要求,同时在测验时增加综合性题目,避免学生只关注课堂板书与笔记就可取得较高的分数的情况。

参考文献

[1]张春平,段静雨.生药学课程思政建设典型教学案例实施:以天麻为例[J].中国中医药现代远程教育,2023,21(17):15-18.

[2]陆玉婷,卓燊,蒙华琳,等.基于BOPPPS模式的课程设计与实施:以《药用植物学与生药学》中的"天麻"为例[J].教育现代化,2018,5(51):176-177.

[3]吴志瑰,付小梅,邓可众,等."四位一体"教学法在《中药鉴定学》课程性状鉴定教学中的应用研究:以天麻为例[J].时珍国医国药,2015,26(10):2538-2539.

[4]张进强,肖承鸿,周涛,等.神奇的天麻[J].中国食品药品监管,2021(2):114-119.

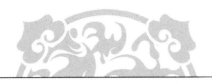

第六章 茎木类中药

茎木类中药包括茎类中药和木类中药。茎类中药主要指木本植物的茎,以及少数植物的茎。木类中药指木本植物形成层以内的部分,通称木材。茎木类中药具有悠久的药用历史,不仅在中医临床上有广泛的应用,而且是传统文化的重要组成部分,在工艺品、保健品、化妆品等领域也有重要的应用。本章节的内容与传统文化和日常生活联系紧密,药材应用广泛,底蕴深厚,易于引起学生的求知欲望。

【教学目标】

1. 知识目标

(1)能够熟练掌握重点药材沉香的来源、产地、采收加工、化学成分、真实性鉴定(性状、显微、理化鉴别)与质量评价(经验鉴别、含量测定)。

(2)能够掌握鸡血藤、大血藤、苏木、通草、钩藤的来源、化学成分、真实性鉴定(性状、显微、理化鉴别)与质量评价(经验鉴别、含量测定)。

(3)能够了解海风藤、川木通、木通、降香、通草的来源、化学成分、真实性鉴定(性状鉴别)与质量评价(经验鉴别、含量测定)。

(4)能够对鸡血藤与大血藤,木通与川木通,沉香、降香与檀香,通草、小通草与灯芯草等易混淆药材进行鉴别。

2. 能力目标

(1)能够使用规范的中药鉴定学方法辨识临床常见茎木类药材,并能够对重点药材进行质量评价。

(2)能够对患者和公众进行茎木类药材选购和合理贮藏等方面的宣传教育。

(3)通过在线课程发布学习资料和预习任务,提高学生自主学习和思考总结能力。

3. 思政目标

(1)通过课程思政内容学习,培养学生的爱国情怀和文化自信。

(2)通过课程思政内容学习,能够领悟前辈们追求卓越、刻苦务实的工匠精神和勇于探究、敢于创新的科学精神。

(3)通过课程思政内容学习,培养学生人与自然和谐共生、资源保护与可持续发展的绿色发展观。

（4）通过课程思政内容学习,学生燃起对中医药事业的热爱,传承精华、守正创新,成为具有国际视野、家国情怀、勇于担当的社会主义接班人。

【相关知识板块的思政元素分析】

1. 爱国情怀,文化自信。

2. 传承精华,守正创新。

3. 严谨求实,精益求精,实践论证,求真务实,勇于探究,敢于创新的科学精神。

4. 人与自然和谐共生、资源保护与可持续发展的绿色发展观。

5. 大医精诚、仁心仁术,以人为本,爱民之心。

6. 传承经典,弘扬文化。

案例一 沉香

一、案例

沉香为本章的重点药材。据本草考证,进口沉香源于海外天竺、交趾,白木香产于交州、琼州,临床用于行气止痛,温中止呕,纳气平喘。沉香不仅是中医药的瑰宝,也是中国传统文化中,香文化的重要香料。如今,沉香不仅是我国,也是东南亚乃至中东地区的传统名贵香料和药材,具有非常高的社会、经济学价值和文化内涵。但沉香的高昂价值带来的过度开发、滥采滥伐问题更加值得我们关注。如何更好地保护沉香资源,也值得我们深思。因此,我们可以深入挖掘这方面的思政素材,并将这些素材有机地结合到课程知识点内容中。这样可以帮助同学们在理解中国传统文化、中外文化交流、经济交流的同时,更好地掌握本节课程的重点和难点知识,培养同学们人与自然和谐共生、资源保护与可持续发展的绿色发展观,和勇于探究、敢于创新的科学精神。具体分述如下。

（一）沉香在我国中医药中的应用和发展

沉香药用历史悠久。始载于汉末本草书籍《名医别录》,列为上品。"沉香、薰陆香、鸡舌香、藿香、詹糖香、枫香并微温。悉治风水毒肿,去恶气。薰陆、詹糖去伏尸。鸡舌、藿香治霍乱、心痛。枫香治风瘾疹痒毒。"其中记载了沉香和另外五种香药及其对应治疗的疾病。唐代《新修本草》中首次明确了鸡舌香不是蜜香树的花,而是另有所指,且载有薰陆香、鸡舌香、丁香、詹糖香与沉香树的鉴别,但仍沿袭了"沉香、青桂、鸡骨、马蹄、笺香等,同是一树"的说法。《新修本草》中指出"沉香叶似橘叶",而陈藏器著《本草拾遗》对苏敬的说法提出了质疑,云:"（沉香）枝叶并似椿,苏云如橘,恐未是也"。经本草考证,唐代的药用沉香包括今天的进口沉香和白木香（国产沉香）两种。宋代对沉香的品种辨析逐渐明确。明代李时珍在《本草纲目》中全面地总结了沉香的品种。

早期沉香多作香用,药用记载甚少。沉香作为药物记载,最早见于《名医别录》。由于本书系历代医家陆续汇集,故称为《名医别录》。原书早佚。梁代陶弘景撰注《本草经集注》时,在收载《神农本草经》365 种药物的同时,又辑入本书的 365 种药物,使本书的基本内容保存下来。正是历代医家和本草学家对经典著作的珍视和传承,才使得千年后的我们能一窥古代中医药的源流与应用。作为中药专业的学生,我们更应具有传承中医药经典、弘扬中医药文化的责任感与使命感。沉香的药用从最初仅用于治风水毒肿、去恶气,至后来临床应用不断发展,历代医家不断探讨和总结沉香长于行气、理气、化气的功效,现沉香用于行气止痛、温中止呕、纳气平喘。除沉香药材外,尚有沉香化气丸,十五味沉香丸,八味沉香散,八味清心沉香散等中成药。

历代对沉香来源的考证体现了古代本草学家的精益求精、求真务实、敢于质疑及严谨求证的精神,对沉香性味功效的研究与探索更是凝聚了历代医家心血的结晶,体现了大医精诚、仁心仁术的爱民之心,体现了古代中医药学的不断发展。

《中华本草》《中药大辞典》《中药志》等收载沉香为瑞香科植物沉香或白木香的含有树脂的木材。2005 年版《中国药典》始规定沉香为瑞香科植物白木香的含有树脂的木材。沉香(阿伽罗沉香)的含有树脂的木材为进口沉香。《中国药典》对沉香来源的进一步明确,不仅保护了药材资源,保证了用药安全,也使同学们在学习过程中增强了爱国情怀与文化自信。

(二)沉香在香文化中的应用和发展

在中国古代,品香,与点茶、插花、挂画一起被称为"四般雅事",熏香,不仅是文人墨客的高雅之事,也深入街头巷尾、平民百姓的生活之中,在宗教祭祀、文玩贡品、养生保健、时令民俗等各方面都有着重要的地位,无论唐诗、宋词、元曲、明清戏曲、小说,还是历代笔记、杂记,往往可见熏香的记载。古时常说的"沉檀龙麝"之"沉",就是指沉香。沉香香气高雅,价值高昂,自古以来被称为"众香之王"。如李后主的"鹅梨帐中香",据传即用鹅梨蒸沉香制成。除熏香外,各种"香汤""香饼""香食""香茶"也为各地的传统美食增添了别样的风味与养生保健的功效。沉香与香文化不仅反映出中国传统文化的源远流长、丰富多彩,"古法制香""古方制香"在对传统文化和民俗的继承发扬中,也起到了重要的作用。

(三)沉香的品种产地变迁与栽培技术突破

沉香主产于东南亚沿海地区,历史文献中沉香的产地有"交趾""交州""林邑""占城""扶南""真腊""天竺""三佛齐""阇婆""广州""崖州""琼州"等。现今沉香(国产沉香、白木香)主产于岭南地区,包括广东、海南、广西、福建等省区;进口沉香主要来自越南等东南亚国家。古代沉香曾作为珍贵的贡品,仅供皇帝及王公贵族使用,曾有"一两沉香一两金""一寸沉香一寸金"之称。昂贵的沉香不仅体现了古代中原王朝对南方地区的开发和周边国家的交流,更象征着王公贵族的特权与奢靡。如今,随着沉香结香技术的不断提升,白木香树种植面积的扩大和资源保护的加强,沉香也逐渐"走入寻常百姓家",造福千千万万的广大人民。

沉香是白木香树含有树脂的木材。野生沉香即沉香树受到外伤、虫蚁侵蚀,自身病变、微生物入侵等损伤,经过长时间的积累而形成的。野生沉香的产量极为稀少,故而价格极其昂贵。古代香农利用打洞、砍伤和火烧等传统结香的方法,才能形成少量沉香。

关于沉香结香方面的记载最早见于《证类本草》,其记载:"……土人断之,积以岁年朽烂。而心节独在,置水中则沉"。宋代《本草图经》中记载:"欲取之,先断其积年老木根,经年其外皮干俱朽烂,其木心与枝节不坏者即是香也。"足见宋朝已使用断根、断枝等结香方法生产沉香。随着劳动人民对结香技术的不断摸索和经验总结,又有"开香门",即在白木香树干上开凿数行形如马牙的孔洞,以促进结香。据《东莞县志》记载:"凡种四五年,则伐其正干,正干者白木香也……又越三四年,乃凿香头,初凿曰开香门,凿数行如马牙。凿后用黄砂土封盖,使之复生……富者十余年始开香门,贫者七八年即开,开后年年可凿。"清代屈大均《广东新语》卷二十六《香语·沉香》中亦记载:"又二三岁,乃于正干之余,出土尺许,名曰香头者凿之。初凿一二片,曰'开香门',亦曰'开香口'。贫者八九岁,则开香门。富者十余岁,乃开香口。然大率岁中两凿,春以三月,秋以九月。凿一片如马牙形,即以黄土兼砂壅之。明岁复凿,亦如之。自少而多,今岁一片,明岁即得二三片矣。然贫者凿于三月,复凿于九月耳。富者必俟十月,乃再凿。盖以十月香,胎气足,香乃大良也。""既凿已,其为雨露所渍,而精液下结者,则其根美。其雨露不能渍,水不能腐者,其精液渗成一缕,外黄内黑,是名'黄纹黑渗'。以此为上。"清代使用"开香门"结香,须经十余年后才能采收,产量虽比断根、断枝等方法有所提升,但产量仍然极低,难以满足使用需求。

现代研究表明,打钉法和凿洞法产生的沉香其质量优于砍伤法,而火烫法、敲皮法、断干法等方法在短时间内产生的沉香,品质不能达到药典要求,无法药用。通过研究者不断探究,又发明了"化学诱导结香法""生物胁迫结香法"等。化学诱导物一般由植物激素、盐类、酸性物质、酸性物质、促渗剂、生物衍生物质等组成,能有效地防止伤口处活细胞再生,从而促进沉香树结香。生物胁迫法主要为微生物结香,即利用各种各样的微生物(真菌、真菌发酵液、滤液等)接种至创面,经过真菌刺激一段时间,在创面及周围形成沉香。目前已有许多研究表明多种真菌与沉香树结香相关,包括曲霉属、可可毛色二孢菌属、镰刀菌属、黄绿墨耳真菌等。基于此又研究出了输液法等多种诱导技术与化学法、生物法相结合,大大促进了沉香的产生。正是由于一代又一代的科研工作者精益求精、不断探索、勇于创新,不仅大幅度提高了沉香的产量,更保障了沉香的质量,使得原本稀少而昂贵的沉香走入千家万户,造福广大人民。

(四)沉香的真伪鉴别与消费者用药安全

由于沉香产量稀少,价格昂贵,市场上也容易出现伪劣产品,如结香时间短,树脂含量少的劣质沉香,甚至以假充真的假沉香等。药品的真伪和质量将直接影响到消费者的生命和财产安全。应如何更好地鉴定沉香的真伪优劣?这个问题在启迪同学们思考的同时,激发了同学们身为中药专业学生以至中医药工作者的使命感和责任感。在历史上,曾以能否沉水或半沉水、香气浓烈与否、斑纹深浅多寡等特征鉴定沉香品质,但此类鉴别方法十分依赖鉴定者的经验,也难以精确量化。随着科学技术的发展,沉香的鉴定方法也不断精确,除基源、性状、显微鉴别外,还进一步通过浸出物含量(2020 年版《中国药典》规定,照醇溶性浸出物测定法项下的热浸法测定,用乙醇作溶剂,不得少于 10.0%)、有效成分含量测定(2020 年版《中国药典》规定,照高效液相色谱法测定,含沉香四醇不得少于 0.10%),更好地保证药材质量,保障用药安全。沉香鉴定方法的发展,不仅体现了科学研究的进步和中药鉴定技术的提高,也培养了同学们的中医药思维和科学探索精神。

(五)沉香的资源开发与品质研究现状

天然沉香属的树种主要分布在印度至马来西亚-巴布亚新几内亚等沿线国家,其中白木香为我国最主要的沉香树种,属于我国二级濒危保护植物,主要分布于广东、澳门、广西、福建、海南、台湾等地。长期以来,沉香资源掠夺式开采问题严重,沉香树原始林遭到了严重破坏,野生沉香树种濒临灭绝。从 2004 年开始,沉香属的 21 个种被收录于《濒危野生动植物种国际贸易公约》附录Ⅱ,进行管制和保护。由于沉香独特的香气和药用价值,世界各国对沉香的需求不断增长。我国沉香产量较低而需求量高,目前市场上 80% 以上的沉香依赖进口。目前,我国进口沉香主要来源于越南及马来西亚。据统计,2017 年,我国进口沉香 7.725 吨,进口金额 163.4 万美元。2022 年,我国进口沉香 7.840 吨,进口金额 518 万元。沉香存在着较大的贸易逆差。而我国进口沉香价格波动较大,其中 2021 年达到了 6126.28 元/千克,为近年来最高,2022 年下跌至 607.92 元/千克,为近年来最低。国际贸易市场上沉香价格的波动不仅影响沉香的进出口贸易,也势必会影响沉香药材、相关中成药及其他产品的价格和质量,也会影响种植沉香香农的经济利益。更好地保护沉香药材资源、提高药材产量和品质、保障香农的利益、促进资源保护和经济发展,既是我们新时代青年的任务,更是我们的责任和使命。

针对如何更好地对沉香进行资源保护和开发利用,引导同学们进行深入思考,查阅资料并进行讨论,集思广益,博采众长,如人工栽培白木香树,优化创新结香方法,培育优选结香量大、品质更高的优良树种,沉香其他药用部位的开发等。沉香的鉴定方法不断发展,而对沉香药材的规格等级进行明确也势在必行。思考和讨论的过程将使同学们更深刻地了解沉香资源保护的现状,体会科研工作者工作的艰辛和严谨求实、精益求精、不断探索、勇于创新的精神。

(六)沉香与中外经济交流、文化交流

据文献考证,古代进口沉香主要来自天竺、交趾、南海诸国等。宋代苏颂《本草图经》中则更加具体地记载了沉香的产地,云:"旧不著所出州土,今惟海南诸国及交、广、崖州有之"。香药贸易一直是丝绸之路和海上丝绸之路的重要组成部分,是中外经济交流、文化交流的缩影。沉香的本土化体现了中国人民的勤劳智慧,连通东方与西方的丝绸之路,更体现了中华文明的开放与包容。丝绸之路上交通的不仅是各式各样的商品,更是多姿多彩的文化的传播交流与融合。今天的"一带一路""金砖国家"共建,我们与"东盟"等其他国家的交流与合作,向全世界人民展现了我们爱好和平,开放包容的胸怀,愿美美与共,天下大同!

二、教学设计与实施过程

教学环节	教学活动	思政设计
导入环节	内容:由影视剧、古诗文及与生活相关的购物场景引出有关沉香的名字、产地、功效等的疑问,提出问题。 问题串: "你体验过熏香吗?" "古人熏的究竟是什么香?" "你听说过'鹅梨帐中香'吗?" "为何沉香的价格如此昂贵?" "沉香真的能沉水吗?"	由案例引出问题串,能更好地引发学生的学习兴趣,为后面授课重点内容和相关思政点的提出做好铺垫。 通过了解古代香文化相关素材,同学们体会到传统文化的源远流长,引发同学们的爱国情怀和文化自信。
本草考证	内容:按历史发展脉络讲解沉香在我国的使用历史。 汉代时沉香主要由天竺、交趾等国朝贡而来,由于十分稀有,主要作为宗教供奉和香料使用。后来随着中外交流的频繁和南方地区的开发,交、广、琼、崖诸州亦产沉香。历代医家对沉香的研究与应用不断深入拓展,沉香的药用从最初仅用于治风水毒肿、去恶气,至后来临床应用不断发展,历代医家不断探讨和总结沉香长于行气、理气、化气的功效,现沉香用于行气止痛、温中止呕、纳气平喘。过去沉香包括进口沉香(阿伽罗沉香)和白木香(土沉香)。2005年版《中国药典》起规定沉香为白木香含树脂的木材。	沉香的源流与古代中国与周边国家的交流和南方地区的开发有着密切的联系。沉香药用价值和临床应用的发展更离不开历代医家的不断探索与实践。引导学生在欣赏中华传统文化的同时,体会传承精华、守正创新、大医精诚、仁心仁术的精神。
产地采制	内容:图文结合讲解沉香药材的产地与采收加工内容。并强调其与性状鉴别特征的相关性加强学生的记忆。 进口沉香主产于中南半岛,白木香主产于广东、海南、广西、福建等省区。宋代时已有关于人工促进结香的记载,清朝时传统的"开香门"方法已较为成熟。通过现在科学家的不断研究与实践,除物理法外,化学诱导法、生物胁迫法与输液法等方法联合使用,已大幅度缩短了结香时间,提高了沉香的产量和品质。	"旧时王谢堂前燕,飞入寻常百姓家"。昔日价格"高高在上"的沉香如今已"亲民"了许多,这离不开无数中药工作者的不断钻研与创新,也离不开一代又一代药农的辛勤劳动。"产学研结合"不仅能提高药材的产量和品质,沉香相关资源和产品的开发也将创造巨大的经济价值。"中国产品、中国质量、中国标准"也将随着一带一路的建设造福全世界人民。在前辈精益求精、开拓创新科研精神的感召下,培养学生的中医药思维,激发学生探索未知、勇攀科学高峰的责任感和使命感。

教学环节	教学活动	思政设计
形态鉴别	内容:沉香药材的性状和显微鉴别,以图文结合的方式讲解,幻灯片播放药材的性状和显微特征放大图片,同时配合药材实物,给学生直接的感官体验,加深学习记忆。重点对比国产沉香与进口沉香、劣质沉香的性状差别,帮助学生更好地掌握沉香的鉴别要点。	沉香为贵重药材,市场上又常见假冒伪劣商品。药材的真伪优劣鉴别尤为重要,关系到患者的经济和健康利益,作为药学工作者,工作态度与能力关系到每一位患者的用药安全,承担着重大的责任与使命,要不断提升自己的职业素养与职业道德水平。
理化鉴别	内容:沉香药材的化学成分及其质量评价。介绍沉香药材中所含的化学成分种类,并分析各成分与沉香功效和性状之间的关系,使抽象的知识点间形成关联,加深学生的理解与记忆。 问题串: "沉香的药效成分是什么?" "沉香特殊香味的主要成分是什么?"	通过梳理沉香所含化学成分与药效和性状特征之间的内在联系,引导学生领会中药材质量评价体系建立和药用资源开发的方法,引导同学们思考中医药守正创新的研究方法,树立辩证的中医药思维方式。
小结	小结:引导学生梳理沉香药材鉴别的各项知识点。注意国产沉香和进口沉香、劣质沉香的区别。注重将具体的沉香药材性状、显微鉴别特征与抽象的知识点,如理化鉴别、质量控制指标、所含化学成分进行联系,使不同鉴别方法之间形成"联系网"。	通过梳理沉香药材鉴别的各项知识点,学生不仅能够掌握沉香药材鉴别的各项知识点,提高鉴别药材真伪优劣的能力,还可以培养其严谨的科研态度和逻辑分析能力。
情景模拟	情景模拟:给出不同沉香混伪品、劣品图片,学生讨论并找出优质的沉香药材。 引导学生参与互动并思考,利用刚刚所学知识解决实际问题,使知识及时内化,提高解决复杂实际问题的高阶能力。	药品的真伪和质量将直接影响消费者的生命和财产安全。通过介绍沉香的市场混伪情况,激发学生的职业道德感,培养医者仁心和"以患者为中心"的职业精神。
前沿拓展	前沿拓展:介绍沉香的人工结香方法,包括物理创伤法、化学诱导法、生物胁迫法、输液法、表皮接种法、内部埋藏法等。介绍沉香树木资源的保护与种植、新树种的培育、结香相关菌种的筛选、DNA 分子鉴定等。	通过介绍沉香药用资源开发研究前沿进展,引发学生思考与讨论,展示我国科研工作者在面对困难和挑战时不畏艰辛、勇攀高峰的创新精神,以此点燃学生的科研兴趣,培养学生的中医药思维和科研精神。

三、教学反思与改进

1. 教学反思

(1)学生的学习需求存在差异,无法全部满足。

（2）在教学实施中发现，个别同学参与度和学习效率不高。

（3）有时学生互相讨论过于热烈，时常意犹未尽，一定程度上影响下面的授课。

2. 改进　接下来的教学中，应注重以问题为导向，加入人文知识与课程思政，逐步激发学生的学习热情，建立正确的"三观"。逐步考虑分层次教学，规范小组作业要求，同时在测验时增加综合性题目，避免学生只关注课堂板书与笔记就可取得较高的分数。应对讨论时间严格控制，并在接下来的授课中突出重点，吸引学生的注意力。充分利用课前、课间和课后的碎片化时间，引入视频、新闻、文献等学习资源，引导学生深入思考。

参考文献

［1］梁幼雅，徐雪，赖小平.沉香本草源流与考证概览［J］.新中医，2013，45（5）：148-150.

［2］邓力，肖广义，欧成军，等.沉香结香方法与技术研究进展［J］.热带农业科学，2024，44（1）：115-126.

［3］刘鹏，高慎淦，陈念，等.沉香资源与利用研究进展［J］.时珍国医国药，2013，24（3）：734-737.

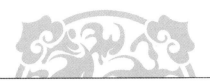

第七章　皮类中药

皮类中药是人们生活中较常见的一类中药。皮类中药药用价值高、有特殊气味，不仅在医药方面有广泛的应用，而且在饮食、文化等领域也有应用。本章节的内容与生活联系紧密，药材色彩、形态、气味丰富，易于引起学生的求知欲望。

【教学目标】

1. 知识目标

（1）能够掌握厚朴、肉桂、杜仲的来源、产地、采收加工、化学成分、真实性鉴定（性状、显微、理化鉴别）与质量评价（经验鉴别、含量测定）。

（2）能够掌握桑白皮、牡丹皮、关黄柏、白鲜皮、苦楝皮、五加皮、秦皮、香加皮、地骨皮的来源、化学成分、真实性鉴定（性状、显微、理化鉴别）与质量评价（经验鉴别、含量测定）。

（3）能够对厚朴与山玉兰，肉桂与桂皮、官桂，杜仲与杜仲藤等易混淆药材进行鉴别。

2. 能力目标

（1）能够使用规范的中药鉴定学方法辨识临床常见皮类药材，并能够对重点药材进行质量评价。

（2）能够对患者和公众进行皮类药鉴别真伪和用药安全等方面的宣传教育。

（3）通过多元化的学习方式，包括活动、情境创设、任务驱动等，激发学生的学习积极性和主动性。

3. 思政目标

（1）通过课程思政内容学习，能够传承先辈精神，与青春力量有机结合，将匠心刻入青年一代炽热的心脏。

（2）燃起对中医药事业的热爱，成为具有立鸿鹄之志，练就过硬本领，勇于担当的社会主义建设者和接班人。

【相关知识板块的思政元素分析】

1. 家国情怀与民族自豪感。

2. 勇攀高峰、敢为人先的创新精神。

3. 追求真理、严谨治学的求实精神。

4.赓续中华文脉,坚定文化自信。

案例一 厚朴

一、案例

厚朴为本章的重点药材,李时珍称其因"木质朴而皮厚"得名。厚,是淳厚的厚;朴,是质朴的朴。淳厚与质朴是中国人一贯赞美的品德。千百年来,厚朴扎根在大山深处,吸大地之灵气,攒醇厚之药香,服务人类健康。作为重要的木本药材之一,厚朴始载于《神农本草经》,融入我国源远流长的传统医药文化,为中华民族繁衍生息发挥了重要作用。因此,我们可以深入挖掘这方面的思政素材,并将这些素材有机地结合到课程知识点内容中。这样可以帮助同学们在理解中国文化、科学精神的同时,更好地掌握本节课程的重点和难点知识。具体分述如下。

(一)厚朴在我国中医药中的应用和发展

2003年春季,非典(SARS)肆虐时,"达原饮"曾发挥了重要防治作用。2019年来势汹汹的新冠疫情中,"达原饮"再次流行。"达原饮"出自明代吴又可的《温疫论》,它适用于瘟疫的早中期,具有"散郁化湿、清热养阴"之功效。厚朴是"达原饮"方剂的重要组成成分,也是该论著中"三消饮""承气养荣汤"等方剂中重要的中药组方。这部分内容很适合挖掘我国科研工作者勤勤恳恳为人民大众谋福利的科研钻研精神。

(二)厚朴产区与栽培技术突破

厚朴天然分布区主要在长江流域及以南的四川、重庆、陕西(南部)、湖北、湖南、贵州、云南、江西、安徽、浙江、福建等省市,我国已经形成了三大道地厚朴种植产区及一些新兴种植区,即"川朴"种植区、"永道"种植区、"温朴"种植区。近年来,随着主种植产区的面积不断扩大,厚朴产量也不断增长,贵州、广西等地也从三大种植区引种。厚朴的种植与生产带动了相关产业的发展,创造了就业机会,也体现了中国人民的勤劳和智慧。这部分内容很适合挖掘我国科研工作者胸怀祖国、服务人民的优秀品质,心怀国之大者为国分忧、为国解难、为国尽责。

(三)厚朴的真伪鉴别与消费者用药安全

虽然厚朴产量高、药材特点具有辨识度,但市场上也容易出现伪劣产品。药品的真伪和质量将直接影响到消费者的生命和财产安全。这部分可以作为一个典型案例介绍厚朴的市场混伪情况,培养学生的职业道德感,提高自己的技能,形成恪尽职守和"以患者为中心"的职业精神。

(四)厚朴资源开发与环境保护

厚朴药用已有多年的历史,厚朴人工林培育受到重视,但其野生资源破坏严重。资源枯竭现状严重,天然林资源破坏状况没有得到有效遏制,人工林培育盲目。随着社会对厚朴资源需求量增加,野生资源无法满足生产实践开发。由于药材市场需求较大,导致 20 世纪的过度采伐,野生厚朴种质资源濒临灭绝,现已被列为国家Ⅱ级重点保护野生植物。扩大和发现新的药用资源也是我们中药鉴定学的任务之一。这部分将向同学们介绍厚朴目前的资源开发和利用现状,引导学生不断提升其生态文明意识。

（五）厚朴与脱贫致富的关系

厚朴作为我国重要的木本药材之一,在国家政策的支持下,各地进行全市现代农业十大主导产品厚朴产业开发,在脱贫攻坚战中不断拓宽农民增收渠道,带领山区群众走上了脱贫奔康致富路。新时代脱贫攻坚实践坚持发扬钉钉子精神,我们同样可以学习勇于担当、脚踏实地的脱贫攻坚精神。

二、教学设计与实施过程

教学环节	教学活动	思政设计
导入环节	内容:由影视剧及与生活相关的购物场景引出有关厚朴名字、产地、功效等的疑问,提出问题。 问题串: "厚朴有哪些形态特点?" "厚朴的主要生长地区有哪些?"	由案例引出问题串,为后面授课重点内容和相关思政点的提出做好铺垫。
本草考证	内容:通过文献记载讲解厚朴在我国的使用历史。 厚朴首载于已知最早的中医药经典著作《神农本草经》,归为中品,谓其"主中风,伤寒,头痛,寒热,惊悸,气血痹,死肌,去三虫"。东汉名医张仲景根据临床经验,有效扩大了厚朴的应用范围,在《伤寒论》和《金匮要略》中,有 15 首方剂使用厚朴,并有 6 首方剂以厚朴冠名,分别是"厚朴三物汤""厚朴七物汤""厚朴麻黄汤""厚朴大黄汤""半夏厚朴汤"和"栀子厚朴汤"。现代医学对厚朴的应用更为广泛,以《中华医方精选辞典》为据,收集含厚朴的方剂 815 首。在"药智数据库"可查到以厚朴为中药方剂的数据多达 1748 条,以厚朴作为中成药处方的数据则多达 325 条,常见的藿香正气水、半夏厚朴丸、厚朴温中丸、保济丸等都含有厚朴组分。	中华优秀传统文化是中华民族的"根"和"魂",独具特色、博大精深的中华文化为中华民族克服困难、生生不息提供了强大精神支撑。厚朴药用历史悠久,长期为人民所用,不断丰富人民生活。让同学们通过文献记载体悟中华优秀传统文化,不断增强对中华优秀传统文化的认同感。

教学环节	教学活动	思政设计
产地采制	内容:图文结合讲解厚朴药材的产地与采收加工内容,并强调其与性状鉴别特征的相关性,加强学生的记忆。 在长期生产实践中,我国的厚朴形成了九大优质道地药材:湖北恩施"紫油厚朴"、湖南道县"道州厚朴"、湖南"安化厚朴"、四川都江堰"川朴"、陕西汉中"紫阳厚朴"、福建"浦城厚朴"、安徽潜山"潜厚朴"、贵州习水"油厚朴"和浙江丽水"紫油贡朴"。随着社会经济发展和历史变迁,目前,部分道地产区已无药材可采。恢复昔日道地产区品质佳、疗效突出、炮制规范、知名度高的厚朴药材,使其继续在医药保健事业中发挥作用,任重而道远。	由于药材市场需求较大,导致20世纪80年代的过度采伐,野生厚朴种质资源濒临灭绝,现已被列为国家Ⅱ级重点保护野生植物。近年来,随着主种植产区的面积不断扩大,厚朴产量也不断增长,贵州、广西等地也从三大种植区引种。厚朴的种植与生产带动了相关产业的发展,创造了就业机会,也体现了中国人民的勤劳和智慧,凝聚了无数中药工作者的辛勤劳动,不仅仅为中国广大人民提供了优质药材,也带领人民走上致富之路。在前辈科研精神的感召下,培养学生探索未知、勇攀科学高峰的责任感和使命感。
形态鉴别	内容:厚朴药材的性状和显微鉴别,以图文结合的方式讲解,幻灯片播放药材的性状和显微特征放大图片,同时配合药材实物,给学生直接的感官体验,加深学习记忆。	鉴别厚朴真伪也是对传统药材鉴别技术的传承和发展。通过对厚朴的形态、组织结构、化学成分等进行鉴定,有助于深入了解和研究该药材的性质和药理作用,推动中医药科学的发展。
理化鉴别	内容:厚朴药材的化学成分及其质量评价。介绍厚朴药材中所含的化学成分种类,并分析各成分与厚朴功效和性状之间的关系,使抽象的知识点间形成关联,加深学生的理解与记忆。 问题串: "厚朴的药效成分是什么?" "使厚朴产生香味的成分是什么?" "使厚朴划之显油痕的成分是什么?"	通过梳理厚朴所含化学成分与药效和性状特征之间的内在联系,引导学生领会中药材质量评价体系建立和药用资源开发的方法,引导同学们思考中医药守正创新的研究方法,树立辨证的中医药思维方式。
小结	小结:引导学生梳理厚朴药材鉴别的各项知识点。注重将具体的厚朴药材性状、显微鉴别特征与抽象的知识点,如理化鉴别、质量控制指标、所含化学成分间进行联系,使不同鉴别方法之间形成"联系网"。	通过梳理厚朴药材鉴别的各项知识点,学生不仅能够掌握厚朴药材鉴别的各项知识点,还可以培养其严谨的科研态度和逻辑分析能力。

教学环节	教学活动	思政设计
情景模拟	情景模拟:给出不同厚朴混伪品图片,学生讨论并找出优质厚朴药材。 引导学生参与互动并思考,利用刚刚所学知识解决实际问题,将知识及时内化,提高解决复杂实际问题的高阶能力。	真伪优劣鉴别尤为重要,关系到患者的经济和健康利益,作为药学工作者,工作态度与能力关系到每一位患者的用药安全,承担着重大责任与使命,要不断提升自己的职业素养与职业道德水平。 药品的真伪和质量将直接影响消费者的生命和财产安全。通过介绍厚朴的市场混伪情况,激发学生的职业道德感,培养医者仁心和"以患者为中心"的职业精神。
前沿拓展	前沿拓展:介绍成都中医药大学的刘芳科研团队对改善厚朴挥发油稳定性和将其有效递送到肠道炎症部位,成为厚朴挥发油治疗溃疡性结肠炎的科研成果。同时考察了厚朴挥发油纳米乳凝胶在小鼠消化道内的靶向释药行为,验证了其对溃疡性结肠炎小鼠模型的治疗效果,以期为厚朴挥发油新剂型和抗溃疡性结肠炎新药的开发提供候选方案。	以厚朴药用资源开发研究前沿进展,展示我国科研工作者在面对困难和挑战时,不畏艰辛勇攀高峰的创新精神,把科学论文写在祖国大地上,把科技成果应用在实现国家现代化的伟大事业中,把人生理想融入为实现中华民族伟大复兴的中国梦的奋斗中,以此点燃学生的科研兴趣,培养学生的科研思维。

三、教学反思与改进

1. 教学反思　充分利用多种教学手段,综合运用多种教学方法,以问题式导入引入本堂课所讲内容,不断发问置疑,启发引导学生思考,使学生思维进入教学内容。由专业知识引发思政内容,激发学生文化自信、专业自信,并使学生致力学习、树立远大志向。

2. 改进之处　课堂教学内容过于丰富,可适当做精讲留白,更多时间留给学生,使学生更有效地参与课堂。接下来的教学中,注重以问题为导向,加入人文知识与课程思政,逐步激发学生的学习热情,建立正确的"三观";逐步考虑分层次教学,规范小组作业要求,同时在测验时增加综合性题目,避免学生只关注课堂板书与笔记就可取得较高的分数的情况。

参考文献

[1]张倩,刘芳,张芮苑,等.厚朴挥发油纳米乳凝胶的制备及其对溃疡性结肠炎小鼠的药效评价[J].中草药,2024,55(3):746-756.

[2]胡士英,李小平,周洪岩,等.厚朴的药用价值及产业现状分析[J].林业调查规划,2020,45(5):175-179,184.

[3]张万福,王克勤,王立群,等.恩施道地药材紫油厚朴的历史沿革与发展[J].湖北民族

学院学报(医学版),2001,(2):34-35.

[4] 钱锦秀,孟武威,刘晖晖,等.经典名方中厚朴的本草考证[J].中国实验方剂学杂志,2022,28(10):306-317.

[5] 迟显苏,赵海军,王媛,等.基于文献考证及物质基准评价探讨中医经典名方现代化开发[J].中华中医药杂志,2021,36(2):643-647.

案例二 肉桂

一、案例

肉桂为本章的重点药材,作为中药和香料,具有悠久的历史和广泛的应用,是最早被人类使用的香料之一,其历史可以追溯到公元前3世纪。在中国,秦代以前,肉桂就已经作为肉类的调味品与生姜齐名。而在西方,《圣经》和古埃及文献中也有提及肉桂。肉桂主要产于中国广西、广东等地,这些地区的气候和土壤条件非常适合肉桂的生长。由于是产地直销,减少了中间环节和物流成本,因此价格相对较低。作为传统的中药材和香料,肉桂有着悠久的历史和丰富的文化内涵,在中国的饮食、医药、文化等领域都有着广泛的应用。肉桂的历史传承和药用价值,使其成为中医药文化中的重要组成部分。因此,我们可以深入挖掘这方面的思政素材,并将这些素材有机地结合到课程知识点内容中。这样可以帮助同学们在理解中国文化、历史内涵的同时,更好地掌握本节课程的重点和难点知识。具体分述如下。

(一)肉桂在我国多个领域的应用和发展

肉桂在我国的应用和发展历史悠久,具有深远的文化意义和实用价值。

肉桂是"参、茸、燕、桂"四大补品之一,具有补火助阳、散寒止痛、温通经脉等功效。在中医临床治疗中,肉桂被广泛应用于调理阳虚寒凝、血脉瘀滞等病症,如肾阳虚衰、心腹冷痛、寒疝腹痛等。同时,肉桂还可与其他药物配伍,用于治疗多种复杂疾病。

肉桂因其独特的香气和味道,被广泛应用于烹饪和食品加工业。在炖肉、烘焙等食品制作过程中,肉桂常被用作调味品,增添食物的香气和口感。此外,肉桂还可用于制作香料、香精等食品添加剂,为食品工业提供丰富的香味选择。

随着农业科技的发展,肉桂的种植和加工技术得到了显著提升。通过优化种植环境、提高栽培技术、改进加工工艺等措施,肉桂的产量和品质得到了有效保障。同时,现代化的加工设备和技术的应用,也进一步提高了肉桂的加工效率和产品质量。

近年来,我国肉桂产业逐渐实现了产业化和品牌化。通过建设规模化、标准化的肉桂种植基地和加工企业,推动肉桂产业的集聚和升级。同时,培育知名品牌、拓展国内外市场等措施的实施,也进一步提升了我国肉桂产业的竞争力和影响力。

随着人们对肉桂的认识不断加深,肉桂的利用方式也逐渐多元化。除了传统的中医药和香料应用外,肉桂还被开发出了多种新产品和新用途。例如,肉桂精油、肉桂胶囊、肉桂茶等健康保健品和功能性食品的开发,为肉桂的应用领域注入了新的活力。

总之,肉桂在我国的应用和发展历史悠久,具有深远的文化意义和实用价值。随着科技的不断进步和市场的不断拓展,肉桂的应用领域和发展前景将更加广阔。

(二)肉桂产地变迁与栽培技术突破

肉桂的产地变迁与栽培技术突破是紧密相连的。随着人们对肉桂的需求不断增加,为了满足市场需求,人们不断探索新的栽培技术,使得肉桂的产地逐渐扩大。

在古代,肉桂主要产于中国南方地区,如福建、广东、广西等地。这些地区的气候条件适宜肉桂的生长,因此肉桂的栽培技术也得到了发展和完善。随着时间的推移,肉桂的栽培技术逐渐传播到其他地区,如湖南、湖北、浙江等地也开始有肉桂的栽培。

在肉桂的栽培技术方面,经过不断的探索和实践,人们逐渐掌握了一套完整的肉桂栽培技术体系。其中包括选择适宜的种植地、整地施肥、选种播种、田间管理、病虫害防治等多个方面。这些技术的突破和创新,使得肉桂的产量和品质得到了显著提升,满足了市场的需求。

随着现代农业技术的不断发展,肉桂的栽培技术也在不断更新和完善。例如,采用现代育种技术可以培育出高产、优质、抗逆性强的肉桂新品种;采用现代农业机械可以提高肉桂的种植效率;采用生物技术可以防治肉桂的病虫害等。这些技术的运用,为肉桂产业的可持续发展提供了有力保障。

综上所述,肉桂的产地变迁与栽培技术突破是相辅相成的。随着市场的需求和技术的进步,肉桂的产地和栽培技术都在不断发展和完善。在未来,随着科技的进步和市场需求的不断增加,肉桂的产地和栽培技术还将继续发展和创新。这不仅带动了相关产业的发展,创造了就业机会,更为广大患者提供了更丰富的药材资源。

首先通过深入挖掘肉桂的历史、文化和应用价值,可以帮助学生更好地理解中华民族的传统文化和智慧,增强文化自信和民族自豪感。

其次,肉桂的产地变迁和栽培技术突破,体现了中华民族不断创新、勇于探索的精神。这种精神是思政教育的重要内容之一,可以激发学生的创新意识和探索精神,培养他们勇于实践、敢于创新的能力。

再者,肉桂的栽培和利用过程中,需要注重生态平衡和可持续发展。这与思政教育中的生态文明建设和可持续发展理念相契合,可以引导学生关注环境保护和资源利用问题,培养他们的环保意识和可持续发展观念。

最后,肉桂的产地变迁和栽培技术突破也反映了我国农业现代化的发展历程。通过介绍现代农业技术在肉桂栽培中的应用,可以帮助学生了解农业现代化的重要性和必要性,引导他们关注农村发展和农业现代化建设问题。

综上所述,肉桂的产地变迁、栽培技术突破与思政教育有着密切的联系。通过将肉桂的历史、文化、应用价值以及栽培技术与思政教育相结合,可以帮助学生更好地理解中国传统文化、培养创新意识和探索精神、关注环境保护和可持续发展问题以及了解农业现代化的发展历程。

(三)肉桂的真伪鉴别与消费者用药安全

由于市场上存在一些假冒伪劣的肉桂产品,学生需要结合所学的知识来准确鉴别真伪。通过对肉桂的产地、外观、气味、质地等方面的观察与鉴别,学生可以深入了解肉桂及其伪品的特征,并掌握相应的鉴别技巧。

为了使学生更好地理解肉桂的市场混伪情况,教师可以列举常见的伪品,如桂皮、紫油桂等,并详细介绍它们的鉴别特征。通过对比真伪肉桂在外观、质地、气味等方面的差异,学生能够更加准确地鉴别肉桂的真伪。

此外,教师还可以引导学生思考如何保障消费者的用药安全。在购买肉桂时,学生应该选择正规的药店或品牌,并仔细查看产品的产地、生产日期等信息。这种做法不仅能够确保购买到真品肉桂,还有助于培养学生的职业道德感,树立"以患者为中心"的职业精神。

这样学生不仅能够掌握肉桂的真伪鉴别技巧,还能够增强自身的职业素养和责任心。这对于他们未来的中医药工作具有重要的意义。

(四)肉桂资源开发与品质研究现状

肉桂种植规模正在不断扩大。由于肉桂提取物市场的兴起,全球肉桂的种植规模已经显著增加。中国作为全球最大的肉桂生产国和消费国,在全球肉桂市场中占据了重要地位。

肉桂品质的研究也在不断深入。为了提升肉桂的品质和产量,研究者们在多个方面进行了深入研究,包括种植技术、施肥管理、采收时间等。同时,肉桂提取物的成分、药理作用以及临床应用等方面也得到了广泛的探讨。

肉桂提取物市场正在蓬勃发展。随着人们对天然健康产品的需求增加,肉桂提取物在食品、保健品、化妆品等领域得到了广泛应用,市场规模持续扩大。

此外,肉桂的副产品也得到了开发利用。例如,肉桂油、肉桂醛等副产品在香料、食品、医药等领域都发挥了重要作用。

肉桂产地的品牌建设也受到了越来越多的重视。一些知名的肉桂产地通过加强品质管理、推广品牌等方式,提高了肉桂的附加值和市场竞争力。

总的来说,肉桂资源开发与品质研究呈现出蓬勃发展的态势,同时也面临着一些挑战和问题。未来,需要进一步加强品质管理、技术创新和市场拓展等方面的工作,以满足市场需求,推动肉桂产业的可持续发展。

作为中药鉴定学的重要任务之一,扩大和发现新的药用资源一直是我们努力的方向。在这部分课程中,向同学们详细介绍肉桂这一药用资源的当前开发状况和品质研究进展。通过了解肉桂的种植规模扩大、品质研究的深入、提取物市场的蓬勃发展以及副产品的开发利用等方面的信息,带领同学们站在科研的前沿,深刻感受科研工作者们在肉桂资源开发中所展现的勇于突破和持续创新的精神。这样的学习体验将有助于激发同学们对中药鉴定学的热情和兴趣,培养他们在未来科研工作中的创新思维和实践能力。

二、教学设计与实施过程

教学环节	教学活动	思政设计
导入环节	内容:由影视剧、美食短视频或生活相关的购物场景引出有关肉桂名字、产地、功效等的疑问,提出问题。 问题串: "大家知道我们日常生活中常用的调味料中,有一种东西既能为食物增添香气,又是一种传统的中药材吗?" "你们是否了解肉桂?它在中医里有哪些应用?" "肉桂不仅是一种食材,还有很多药用价值。你们能想到肉桂可能具有哪些健康益处吗?" "市面上有很多标称肉桂的产品,但它们的品质参差不齐。你们知道如何鉴别真假肉桂吗?" "我们经常听说肉桂在治疗某些疾病方面有独特效果,你们知道具体是哪些疾病吗?" "肉桂作为一种中药材,它的种植、采收和加工过程是否会影响其品质和药效?" "随着现代科技的发展,肉桂的研究也在不断深入。你们了解目前肉桂在科研方面的最新进展吗?"	由案例引出问题串,为后面授课重点内容和相关思政点的提出做好铺垫。
本草考证	内容:按历史发展脉络讲解肉桂在我国的使用历史。 早在先秦时代,肉桂就已经作为调味品和药物被人们所熟知。春秋战国时期,《庄子》一书中曾记载:"桂可食,故伐之;漆可用,故割之。"这说明当时肉桂既可用于食用,也可用于漆饰。秦代以前,肉桂在中国就已作为肉类的调味品与生姜齐名。 随着时间的推移,肉桂的药用价值逐渐被发掘和重视。东汉时期的《神农本草经》将肉桂列为"上品",并记载其味辛温,主百病,养精神,和颜色,利关节,补中益气。作为诸药先聘通使,久服通神,轻身不老。 在古代丝绸之路的贸易中,东方商人将肉桂销往西方的欧洲地区。肉桂的稀缺性和药用效能使得它成为贸易中的重要商品,甚至被作为贡品献给贵族和皇室。	肉桂在文学和艺术作品中也有着广泛的应用。古代文人墨客常以肉桂为题材,创作了许多优美的诗歌、散文等文学作品,表达了对肉桂的赞美和热爱。 《赠别元十八协律六首(桂林伯,桂管观察使裴行立也)》唐·韩愈 知识久去眼,吾行其既远。曏曏莫訾省,默默但寝饭。子今为何者,冠珮立宪宪。何氏之从学,兰蕙已满畹。 在中国的民俗信仰中,肉桂被认为具有驱寒保暖、活血化瘀等功效,因此常被用作药方或香料来治疗一些疾病或辟邪驱鬼。在一些地区的民间信仰中,肉桂也被认为具有吉祥、避邪等寓意,被用作祈福、辟邪的物品。引导学生在欣赏中华传统文化的同时,体会古人对未知的探索精神和创新意识。

教学环节	教学活动	思政设计
产地采制	内容:图文结合讲解肉桂药材的产地与采收加工内容,并强调其与性状鉴别特征的相关性,加强学生的记忆。 肉桂主要产于中国广西、广东等地,这些地区的气候和土壤条件非常适合肉桂的生长。	介绍肉桂的分布区域,强调我国南方地区作为主要产地的地位。引导学生思考地理环境对肉桂生长的影响,培养其地理认知能力。 介绍肉桂的传统采制工艺,包括选材、砍伐、剥皮、晾晒、加工等环节。引导学生思考传统工艺的价值和传承意义,培养其尊重传统文化的态度。 介绍现代科技在肉桂采制过程中的应用,如机械化加工、品质检测等。引导学生思考传统工艺与现代科技的结合,培养其科技素养和创新意识。 强调肉桂的可持续发展,引导学生关注生态环境保护,培养其绿色发展理念和环保意识。 通过肉桂这一载体,弘扬中华优秀传统文化。引导学生思考文化传承与创新的关系,培养其文化自信和民族自豪感。
形态鉴别	内容:肉桂药材的性状和显微鉴别,以图文结合的方式讲解,幻灯片播放药材的性状和显微特征放大图片,同时配合药材实物,给学生直接的感官体验,加深学习记忆。	掌握肉桂真伪鉴别的方法和技巧,培养学生的实践能力和科学素养。 引导学生思考诚信经营和消费者权益保护的重要性,培养其社会责任感和法治观念。 弘扬中华优秀传统文化,培养学生的文化自信和民族自豪感。
理化鉴别	内容:肉桂药材的化学成分及其质量评价。介绍肉桂药材中所含的化学成分种类,并分析各成分与肉桂功效和性状之间的关系,使抽象的知识点间形成关联,加深学生的理解与记忆。 问题串: "肉桂解热镇痛的药效成分是什么?" "使肉桂产生香味的挥发油成分是什么?"	通过对肉桂所含化学成分、药效以及性状特征的深入分析,引导学生理解中药材质量评价体系的建立过程,以及药用资源开发的方法。在此基础上,进一步引导同学们思考中医药守正创新的研究方法,从而培养他们辨证的中医药思维方式。

教学环节	教学活动	思政设计
小结	小结:引导学生梳理肉桂药材鉴别的各项知识点。注重将具体的肉桂药材性状、显微鉴别特征与抽象的知识点,如理化鉴别、质量控制指标、所含化学成分间进行联系,使不同鉴别方法之间形成"联系网"。	通过梳理肉桂药材鉴别的各项知识点,学生不仅能够掌握肉桂药材鉴别的各项知识点,还可以培养其严谨的科研态度和逻辑分析能力。
情景模拟	情景模拟:给出不同肉桂混伪品图片,学生讨论并找出优质肉桂药材。 引导学生参与互动并思考,利用刚刚所学知识解决实际问题,使知识及时内化,提高解决复杂实际问题的高阶能力。	药品的真伪和质量将直接影响到消费者的生命和财产安全。通过介绍肉桂的市场混伪情况,激发学生的职业道德感,培养医者仁心和"以患者为中心"的职业精神。

三、教学反思与改进

1. 教师需要仔细审视教学目标,确保其明确、实际且符合学生的需求。一旦发现目标存在问题,应立即进行调整。

2. 教师需要全面评估自己的教学效果,这包括学生的学习进度、课堂参与度以及作业完成情况等。一旦发现教学效果未达到预期,应立即分析原因并寻找改进方案。

3. 教师需要主动收集学生的反馈,了解他们对教学的期望和建议。同时,教师也需要关注学生的情感和心理状态,以帮助解决他们在学习和生活中遇到的问题。

4. 根据学生的反馈和自己的反思,教师需要不断调整和改进教学方法。这可能包括对教学内容的调整、课堂设计的优化以及新的教学方式的使用等。

5. 教师需要持续提升自身的专业素质和教育能力,包括学科知识、教学技巧以及沟通能力等。同时,教师也需要保持持续学习的态度,不断探索新的教育理念和教学方法。

参考文献

[1]吴文如,龙泳伶,邓劲松,等.金课建设背景下中药鉴定学课程思政的探索[J].中国中医药现代远程教育,2021,19(22):1-3.

[2]陈旭,刘畅,马宁辉,等.肉桂的化学成分、药理作用及综合应用研究进展[J].中国药房,2018,29(18):2581-2584.

[3]王晶晶,王秋霞,刘宏炳,等.肉桂挥发油提取工艺及化学成分分析[J].中国实验方剂学杂志,2017,23(18):49-55.

[4]高铭哲,李婷,田晨琪,等.肉桂化学成分与药理作用研究进展[J].亚太传统医药,2021,17(11):201-205.

[5]刘金男.马穆鲁克王朝时期香料贸易研究(1382-1517)[D].太原:山西师范大学,2023.

案例三 杜仲

一、案例

杜仲是我国独有的珍贵中药材,又名思仙、思仲、木棉,为杜仲科植物杜仲的树皮,最早记载于西汉时期,《神农本草经》将其列为上品,记载"杜仲色紫,味甘而辛,其性湿平,甘温能补,微辛能润,故能入肝而补肾;主治腰膝痛,补中益精气,坚筋骨,强志,除阴下痒湿,小便余沥;久服,轻身耐劳"。作为一种宝贵的中药材,"杜仲"传说源于人名,传说古代有一名年轻人,其父亲是一名纤夫,因为常年拉船腰腿酸痛,他便想找到一种传说中对治疗腰腿疼痛卓有成效的药材,那是一种树的干燥树皮,他翻山越岭、跋山涉水、屡次涉险,终于找到了传说中对腰腿疼痛有治疗奇效的大树,以此种树皮入药,制成汤饮服下,父亲和船队的其他人的病痛都得到了缓解,为了纪念他对父亲的付出和对他人做出的贡献,后人就将此种药材命名为杜仲,杜仲的名字也就流传至今。这一中药材传说体现了华夏民族重视亲情、尊老敬老的价值观。亲情是千万家庭彼此之间联系的纽带,没有亲情联系就没有传统文化的继承和发展,华夏民族从古至今都有尊老敬老的价值观,尊老敬老不仅是对年长者的尊重和敬意,也是对社会和文化的尊重。通过尊老敬老的美德,我们可以建立和谐的社会关系,促进社会的进步和稳定。

(一)杜仲在我国中医药中的应用和发展

杜仲是我国独有的药材,具有悠久的用药历史。近些年来,国内外学者对杜仲的化学成分及药理作用进行了深入研究,发现杜仲含有丰富的化学成分,在降血糖、降血脂、降血压、调节免疫、抗炎抑菌等方面具有显著的药理活性。作为中国特有的珍稀药用植物,我国一直以来都有以杜仲皮入药的传统,杜仲皮资源整体呈紧缺状态,我国政府与学者共同担负起对杜仲深入研究和发展的使命,众多学者正加强对杜仲叶和杜仲花的深入研究,以期代替杜仲皮入药,缓解杜仲资源紧缺的现状。

(二)杜仲产地和栽培技术

我国最早的一部药书《神农本草经》曾这样记载杜仲:"生上虞山谷。"随着栽培技术的提高和产地的扩大,杜仲在我国的江西、甘肃、湖南、广西等地也均有种植,主产地是四川、陕西、湖北、河南、贵州、云南等地区。杜仲栽培多以育苗和择地种植两个步骤为主,春季育苗选择合适的树种进行播种,再采用芽接的方法进行嫁接,春夏之交进行嫩枝扦插,春季进行根插繁殖和压条繁殖。近代研究证明杜仲花、叶、果实和根与其树皮有相近甚至相同的功效,因此现代杜仲栽培技术也有着向杜仲附属产物的研究方向倾斜的趋势。不同于传统以树皮采集的种植模式,有学者提出以产叶为主的栽培方法,当年栽植,当年收益,一次栽植,连年收益,可连续使用多年,兼顾经济和生态效益,为新型栽培模式的探索提供了参考。

(三)杜仲真伪鉴别和用药安全

国内外对杜仲的需求增加,原有的道地药材货源短缺,易混药材乘虚而入,少数不法分子掺伪作假、以伪乱真,兜售假药以牟取暴利,有些参与中药流通的人员缺乏必要的鉴别知识或经验不足,使许多杜仲混用品、代用品及伪品进入商品流通渠道,严重影响药材质量和临床疗效。

杜仲混伪品主要来源于卫茅科、夹竹桃科。这两个科与杜仲的主要显微鉴别差异是:两个科显微鉴别都有草酸钙结晶,橡胶丝少,而杜仲无草酸钙结晶,石细胞成群,橡胶丝多且成系或扭曲成团。正品杜仲与混伪品的性状鉴别差异体现在以下几个方面:在形态上,正品杜仲为扁平的板片状或两边稍向内卷的块片;卫矛科中红杜仲为单圆筒状、浅槽状,两边内卷;土杜仲为卷片状或半圆筒状;夹竹桃科伪品为半卷筒状、双卷筒状或槽状。表面和内表面特征上,正品杜仲外表面浅棕色或灰棕色,未刮净粗皮者可见纵沟或裂纹,具斜方形横裂皮孔,厚者具纵槽状皮孔,有的可见地斑。内表面呈黑棕色至紫棕色、光滑;红杜仲栓皮黄至灰棕色,具横纹,内表面红棕至棕色,有细纵纹;土杜仲外表面灰色、灰褐色或橙黄色、粗糙,具疏皮孔及纵槽纹,内表面淡黄色、平滑。折断面和气味差异方面,正品杜仲有明显的折断面特征,正品杜仲质脆、易折断,断面橡胶丝多而密,银白色,富弹性,一般拉至1cm以上才断;气微臭、味苦,嚼之始有颗粒感,后有棉花感。伪品杜仲断面橡胶丝稀疏,且绝大多数弹性差,拉之易断,但其中夹竹桃科白杜仲藤、毛杜仲藤、红杜仲的胶丝拉至11～12 mm还有部分不断。伪品杜仲有的微臭,但嚼之都无"始有颗粒感,后有棉花感"的感觉。

商品药材杜仲由于需要量大,供不应求,各地出现了多种混、伪品,其功效与正品相差颇大,甚至有的混、伪品与正品功效相反或有毒副作用,极大地危害患者健康,但它们在植物来源、性状特征、显微特征和理化鉴别上与正品相差很大,医药界人士应注意鉴别应用。

(四)杜仲资源开发与品质研究现状

我国杜仲资源丰富且分布较广,在我国华西、西南、西北、华中等地均有分布。近年来,随着中药的发展和中药文化的宣传,越来越多人意识到养生的重要性,因此以杜仲作为保健品配料进行加工制成的多种养生制品每年所占的市场份额正在呈上升趋势。在农业和畜牧业发展方面,研究人员发现杜仲中含有的多种活性成分和营养物质不仅能为畜禽提供所需营养,还有一定的抗氧化、抗病毒、消炎抗菌等功效,将杜仲提取物添加到饲料中能有效改善动物机体健康,从而增强动物的抗病能力,并最终达到提高畜产品产量和品质的目的。化学应用方面,杜仲树叶、树皮、果壳中的橡胶是一种天然高分子材料,主要成分为反式聚异戊二烯。与天然橡胶为同分异构体。发展杜仲橡胶产业可以缓解我国天然橡胶资源严重匮乏的问题,对于我国橡胶工业的可持续健康发展具有重要意义。杜仲橡胶具有独特的橡塑二重特性,可用于航空航天、国防、医疗、交通、体育和建筑等领域,覆盖面广,发展前景广阔。我国中医药资源丰富绚丽,不断发展,欣欣向荣,既体现了古人的智慧,又能看到现代科研工作者的开拓进取。每一种中药在经历了时代发展后,又被勤劳的科研工作者发现新的作用和应用前景,对于杜仲的探索研究也体现着我国科学工作者不断探索的科研精神和创新精神。

(五)杜仲传说与中药传承的联系

杜仲的名字来源于一个动人的传说,在中国文化中,尊老敬老一直是中华民族的传统美德,中药则是传统文化的实体化身,杜仲以独有传统文化瑰宝为物质载体,在历史的长河中又蕴含着优秀传统美德。中药文化经历着一代代的传承为当代民族文化奠定了思政基础,在时代的发展中又引导和激励着华夏民族。中药故事传说源远流长体现了中药传承的历史性和重要性,中药传承是中华文化传承的一部分,是中医药文化宝库中的重要组成部分。中医药作为中国传统医学的代表,凝聚了中国人民对健康的追求和智慧的结晶,是中国文化的重要组成部分。传承中药可以保护和弘扬优秀中医药文化,让更多的人了解和认识中医药的独特理论体系、药物资源和临床经验,促进优秀价值观和中医药文化的传播发展。

二、教学设计与实践过程

教学环节	教学活动	思政设计
导入环节	内容:由影视剧及与生活相关的购物场景引出有关杜仲名字、产地、功效等的疑问,提出问题。 问题串: "杜仲的名字来源和别名有哪些?" "杜仲最明显的性状鉴别特征是什么?" "杜仲主产地是哪里?"	由案例引出问题串,为后面授课重点内容和相关思政点的提出做好铺垫。
本草考证	内容: 杜仲最早记载于《神农本草经》,记载了杜仲的别名、产地、性味及功能主治,但是没有形态描述,直至宋代的《图经本草》才有植物形态描述。明代《本草纲目》比较完整地记录了杜仲的功效和主治。2020年版《中国药典》记载"补肝肾,强筋骨,安胎,用于肝肾不足、腰膝酸痛、筋骨无力、头晕目眩、妊娠露血、胎动不安"。	杜仲为我国独有药材,它的用药历史悠久,并且蕴含着尊老敬老的文化,引导学生在欣赏中华传统文化的同时,体会我国对于中药文化的传承精神。
产地采制	内容:图文结合讲解杜仲药材的产地与采收加工内容,并强调其与性状鉴别特征的相关性加强学生的记忆。 杜仲是我国特有的中药材,主产于四川、陕西、湖北、河南、贵州、云南等地区。我国的江西、甘肃、湖南、广西等地也均有种植。一般是4~6月进行树皮采集。	杜仲的加工方法为"发汗",是中药材从古至今流传下来的古老加工方法,发汗后的杜仲内皮颜色为紫褐色,香气浓郁,药效优良,体现了我国古代药农的智慧。

教学环节	教学活动	思政设计
形态鉴别	内容:杜仲药材的性状和显微鉴别,以图文结合的方式讲解,幻灯片播放药材的性状和显微特征放大图片,同时配合药材实物,给学生直接的感官体验,加深学习记忆。	杜仲为贵重药材,真伪优劣鉴别尤为重要,关系到患者的经济和健康利益,作为药学工作者,工作态度与能力关系到每一位患者的用药安全,承担着重大的责任与使命,要不断提升自己的职业素养与职业道德水平。
理化鉴别	内容:杜仲药材的化学成分及其质量评价。介绍杜仲药材中所含的化学成分种类,并分析各成分与杜仲功效和性状之间的关系,使抽象的知识点间形成关联,加深学生的理解与记忆。 问题串: "杜仲的化学成分是什么?" "杜仲折断面的胶丝是什么?"	通过梳理杜仲所含化学成分与药效和性状特征之间的内在联系,引导学生领会中药材质量评价体系建立和药用资源开发的方法,引导同学们思考中医药守正创新的研究方法,树立辨证的中医药思维方式。
小结	小结:引导学生梳理杜仲药材鉴别的各项知识点。注重将具体的杜仲药材性状、显微鉴别特征与抽象的知识点理化鉴别、质量控制指标、所含化学成分间进行联系,使不同鉴别方法之间形成"联系网"。	通过梳理杜仲药材鉴别的各项知识点,学生不仅能够掌握杜仲药材鉴别的各项知识点,还可以培养其严谨的科研态度和逻辑分析能力。
情景模拟	情景模拟:给出不同杜仲混伪品图片,学生讨论并找出优质杜仲药材。 引导学生参与互动并思考,利用刚刚所学知识解决实际问题,将知识及时内化,提高解决复杂实际问题的高阶能力。	药品的真伪和质量将直接影响消费者的生命和财产安全。通过介绍杜仲的市场混伪情况,激发学生的职业道德感,培养医者仁心和"以患者为中心"的职业精神。

三、教学反思与改进

1. 学生的学习需求存在差异,无法全部满足 针对学生的不同学习需求制订差异化的教学方法,收集学生对于所学知识的困难和疑惑点,结合重点中药案例进行重难点分析,有针对性地帮助同学们快速掌握必备知识点和学习技巧。

2. 在教学实施中发现,个别同学参与度和学习效率不高 接下来的教学中,注重以问题为导向,加入人文知识与课程思政点,逐步激发学生的学习热情,建立正确的"三观";逐步考虑分层次教学,规范小组作业要求,同时在测验时增加综合性题目,避免学生只关注课堂板书与笔记就可取得较高的分数的情况。

参考文献

[1]冯晗,周宏灏,欧阳冬生.杜仲的化学成分及药理作用研究进展[J].中国临床药理学

与治疗学,2015,20(6):713-720.

[2]胡杨,李先芝,刘洋等.杜仲化学成分、药理作用及应用研究进展[J].亚太传统医药,2022,18(2):234-239.

[3]谢玲,张学俊,季春,等.杜仲胶提取与规模化生产现状及其产业发展面临的问题[J].生物质化学工程,2021,55(4):34-42.

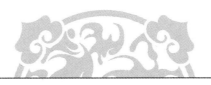

第八章　叶类中药

叶类中药是人们生活中较常见的一类中药。叶类药材一般多用完整且已长成的干燥叶,也有只用嫩叶的,如苦竹叶。大多为单叶,仅少数是用复叶的小叶,如番泻叶。有的还带部分嫩枝,如侧柏叶等。叶类中药质地多轻薄,一般均皱缩或破碎,观察特征时常用水湿润展开后才能识别,在中医临床上有广泛的应用。本章节的内容与生活联系紧密,药材的大小、形状以及种类丰富多样,易于引起学生的求知欲望。

【教学目标】

1.知识目标

(1)能够掌握大青叶、番泻叶的来源、产地、采收加工、化学成分、真实性鉴定(性状、显微、理化鉴别)与质量评价(经验鉴别、含量测定)。

(2)能够掌握侧柏叶、蓼大青叶、枇杷叶、枸骨叶、罗布麻叶的来源、化学成分、真实性鉴定(性状、显微、理化鉴别)与质量评价(经验鉴别、含量测定)。

(3)能够对大青叶与蓼大青叶,番泻叶与罗布麻叶等易混淆药材进行鉴别。

2.能力目标

(1)能够使用规范的中药鉴定学方法辨识临床常见叶类药材,并能够对重点药材进行质量评价。

(2)能够对患者和公众进行叶类药材选购和合理贮藏等方面进行宣传教育。

(3)通过在线课程发布学习资料和预习任务,学生提高自主学习和思考总结能力。

3.思政目标

(1)通过课程思政内容学习,领悟前辈们追求卓越、刻苦务实的工匠精神。

(2)激发对中医药事业的热爱,培养开拓创新的创业精神。

(3)培养学生生态保护意识和人文关怀精神。

【相关知识板块的思政元素分析】

1.国情教育与国家认同。

2.隐忍坚守、不计名利的科学精神(或者学术争论与科学精神)。

3.守正创新、严谨求实的科研精神。

案例一 艾叶

一、案例

艾是常见的一种菊科草本植物,艾叶为艾的干燥叶,具有温经止血、散寒止痛、去湿止痒的功效。艾作为一种效用特殊的民俗本草,生长适应性强,在祖国的大江南北、田间地头随处可见。民间常有俗语"家有三年艾,郎中不用来",可见艾草的药用价值早已深入人心。艾具有浓厚的历史文化,我国自古便有"清明插柳,端午插艾"的民间谚语,古人认为艾草可祛除秽气,端午插艾便有求平安、禳解灾异的意义。这些民俗活动反映了中华民族善于探索自然、利用自然、追求健康生活的优良传统,体现了中华民族勤劳勇敢、善于探索的精神。因此我们可以深入探索艾草文化,挖掘思政素材,并将其与中药课程有机结合,让学生在了解中药文化的同时,对民族精神、科学精神有更深刻的认识。

（一）艾叶在中医药中的应用和发展

《孟子·离娄上》记载:"犹七年之病,求三年之艾也。"可见,早在春秋时期,艾草的疗效就已被认可。《五十二病方》《伤寒论》《肘后备急方》等中医药典籍中均有记载艾叶治疗血虚、预防瘟疫等功效。艾叶在中华民族有悠久的使用历史,在中华文明的传承中展现出独特的文化属性,关于艾草的人文意蕴和民生内涵包含在文学创作、节庆活动、社会习俗、饮食服饰等多个方面。艾叶的应用与普及体现了中华民族勤劳勇敢、善于探索的精神,艾文化作为一种民生内涵丰富的传统文化形态,是增强历史自觉、坚定文化自信的重要情感源泉和精神根基。

（二）艾叶产地与栽培技术的提升

艾叶在全国各地均有分布,道地产区也有所变化,《图经本草》中以产于今浙江宁波一带和河南安阳一带的海艾和北艾为道地药材,到了明代,艾叶的道地产地变迁为今湖北蕲春一带,而后的清代又出现祁艾(今河北安国),与蕲艾一同作为道地药材。艾草适应性较强,既喜湿润,又耐干旱,易于栽培,但艾叶品质的提升是艾草种植的一个难题。通过对艾草现有品种进行筛选提纯、优化品种、种苗繁殖,选育出药用成分含量高、品质稳定以及产量高的艾品种,并利用杂交优势开展杂交育种,同时开展艾叶烘干生产线工艺流程(达到阴干艾叶标准)研究,提升艾叶品质。科研工作者在不断实践与探索中寻找提升艾叶品质的栽培技术与加工方法,体现了科研工作者精益求精、严谨的科研精神,这部分内容可用于激发学生的创新精神和科研精神,以及对于更优产品、更高品质追求的工匠精神。

（三）艾草产业与创新产品

艾草是宝贵的中药材,发展艾制品既能就地取材,又能就近解决就业。作为一种经济资源,艾产业的创新发展与业态升级是乡村振兴、特色产业富民的快车道,既能促进艾草企业创新发展,又能安置当地群众就业。随着时代发展,艾草产品不再局限于艾叶、艾条、艾柱等传统形式,洗护用品、足浴包、化妆品等新型艾草产品也越来越受市场欢迎,多项艾草创新产品获得知识产权发明专利、实用新型专利。艾草创新产品的蓬勃发展可激发学生的创新能力与实践能力，促进学生将理论知识应用于实践中，将新颖、科学的创意点与中医药传统理论知识相结合，做出具有创新性的艾草产品。

（四）艾草资源开发与品质研究现状

艾草因其特有的药用、保健价值，在"治未病"中医保健文化影响下，艾茶、艾皂、艾绒、艾条、精油、艾灸贴等艾制品近年来需求增长迅速。艾叶野生资源产能有限，无法满足日益增长的市场需求，因此发展艾草种植产业势在必行。艾草资源的扩大，为如今艾草在民间的广泛使用以及艾草创新产品的开发提供了客观的前提条件，根据市场需求去扩大传统中药资源，同时又反过来促进中药在市场上的流通，形成良性循环，有利于中药材的普及与发展。

（五）艾草与对外贸易的关系

自从 2010 年年底中医针灸成功申请了非物质文化遗产后，针灸开始大步迈出国门，在欧美等国日渐风靡。针灸中的灸法是通过点燃艾炷、艾条等，熏烤人体的穴位以保健治病。国外兴起的艾灸养生热潮促进了艾草产品的国际化，艾灸技术与艾文化正在焕发出新的生机与活力，扩大了中医药文化在国际上的影响力，增强了我们的文化自信。

二、教学设计与实施过程

教学环节	教学活动	思政设计
导入环节	内容:由影视剧及与生活相关的购物场景引出有关艾叶文化、产地、功效等的疑问，提出问题。 问题串: "端午节为什么要插艾?" "艾叶在日常生活中有哪些应用?" "艾叶著名的产地有哪些?" "关于艾叶的诗词有哪些?"	由案例引出问题串，为后面授课重点内容和相关思政点的提出做好铺垫。
本草考证	内容:按历史发展脉络讲解艾叶的使用和发展历史。 "家有三年艾，郎中不用来"这是流传千年的谚语，艾草是我国人民最早认识的药用植物之一，无论内服或者外用都有祛病强身的功效。早在春秋战国时期，便有了关于艾草医用的记载。《庄子》云"越人熏之以艾。"《孟子·离娄上》云:"犹七年之病，求三年之艾也。"可见，早在春秋时期，艾草的疗效就已被认可。《五十二病方》中有利用艾草燃烧的艾烟熏烤治疗痔疮的记载。明代李时珍更是对艾草极为推崇，对艾草的称赞不胜枚举，其著作《本草纲目》记载了艾草的大量研究。	艾叶为一种常用中草药，在古诗词与中医药典籍中多有记载，同时与端午节等民俗活动密不可分。借用端午节插艾的习俗，引出艾叶杀菌祛瘟的用途与疗效，引导学生在学习中草药的同时，了解相关民俗文化，品味传统中医药文化的独特魅力，加强学生的文化自信。

教学环节	教学活动	思政设计
产地采制	内容:图文结合讲解艾草的产地与采收加工内容,并强调其与性状鉴别特征的相关性,加强学生的记忆。 艾叶在全国各地均有分布,道地产区也有所变化,《图经本草》中以产于今浙江宁波一带和河南安阳一带的海艾和北艾为道地药材,到了明代,艾叶的道地产地变迁为今湖北蕲春一带,而后的清代又出现祁艾(今河北安国),与蕲艾一同作为道地药材。	通过对艾草现有品种进行筛选提纯、优化品种种苗繁殖,选育出药用成分含量高、品质稳定,以及产量高的艾品种,提升艾叶品质。科研工作者在不断实践与探索中寻找提升艾叶品质的栽培技术与加工方法,体现了科研工作者精益求精、严谨的科研精神,在前辈科研精神的感召下,培养学生探索未知、勇攀科学高峰的责任感和使命感。
形态鉴别	内容:艾叶的性状和显微鉴别,以图文结合的方式讲解,幻灯片播放药材的性状和显微特征放大图片,同时配合药材实物,给学生直接的感官体验,加深学习记忆。	中国艾草行业仍是一个处于粗放管理的行业,艾草虽属药材,但是缺乏严格的监管以及全国性的艾条行业标准,市场上流通的艾草质量参差不齐,因此辨别艾草真伪与品质高低十分关键,关系到患者的用药安全。
理化鉴别	内容:艾叶药材的化学成分及其质量评价。介绍艾叶中所含的化学成分种类,并分析各成分与艾叶功效和性状之间的关系,使抽象的知识点间形成关联,加深学生的理解与记忆。 问题串: "艾叶挥发油中主要有哪些成分?" "艾灸是如何发挥药效作用的?"	通过梳理艾叶所含化学成分与药效和性状特征之间的内在联系,引导学生领会中药材质量评价体系建立和药用资源开发的方法,引导学生思考中医药守正创新的研究方法,树立辨证的中医药思维方式。
小结	小结:引导学生梳理艾叶药材鉴别的各项知识点。注重将具体的艾叶药材性状、显微鉴别特征与抽象的知识点,如理化鉴别、质量控制指标、所含化学成分间进行联系,使不同鉴别方法之间形成"联系网"。	通过梳理艾叶药材鉴别的各项知识点,学生不仅能够掌握艾叶药材鉴别的各项知识点,还可以培养其严谨的科研态度和逻辑分析能力。
情景模拟	情景模拟:给出不同艾叶混伪品图片,学生讨论并找出优质艾叶药材。 引导学生参与互动并思考,利用刚刚所学知识解决实际问题,使知识及时内化,提高解决复杂实际问题的高阶能力。	药品的真伪和质量会影响消费者的生命和财产安全。通过介绍艾叶的市场混伪情况,激发学生的职业道德感,培养医者仁心和"以患者为中心"的职业精神。

教学环节	教学活动	思政设计
前沿拓展	前沿拓展:介绍艾叶中萜类在植物体内的合成途径的科研成果。合成途径明确后,将可以通过代谢工程等方式获得更多的萜类活性成分。	以艾叶药用资源开发研究前沿进展,展示我国科研工作者在面对困难和挑战时,不畏艰辛,勇攀高峰的创新精神,以此点燃学生的科研兴趣,培养学生的科研思维。

三、教学反思与改进

1. 教学反思

(1)学生的学习需求存在差异,无法全部满足。

(2)在教学实施中发现,个别同学参与度和学习效率不高。

2. 教学改进　接下来的教学中,注重以问题为导向,加入人文知识与课程思政点,逐步激发学生的学习热情,建立正确的"三观";逐步考虑分层次教学,规范小组作业要求,同时在测验时增加综合性题目,避免学生只关注课堂板书与笔记就可取得较高的分数的情况。

参考文献

[1]刘畅.宋代艾草文化研究[D].信阳:信阳师范学院,2022.
[2]赖晓晶,赵丽,孙芳,等.基于双创理念的《中药学》课程教学改革探讨[J].知识经济,2017,(23):173-175.

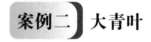

案例二　大青叶

一、案例

大青叶为十字花科菘蓝的干燥叶,主产地为河北、陕西、江苏、安徽等省,大多为栽培品,是中医药临床常用的清热凉血药。大青叶作为一种生长在中国本土的中草药,在历史上有很多的传奇故事,其中一个有关大青叶的广为流传的故事是:大青叶的发现者李青为了寻找大青叶,踏上了漫长且艰辛的旅程,他不畏艰险,历尽千辛万苦终于发现了大青叶的生长地,并将大青叶带回了家乡,治愈了许多人的疾病,为人们带来了健康和希望。这则故事中所蕴含的奉献、不畏艰苦、永不言弃的精神值得我们学习。因此,我们可以深入挖掘这方面的思政素材,并将这些素材有机地结合到课程知识点内容中。这样可以帮助同学们在学习中医药文化的同时,更好地掌握本节课程的重点和难点知识。具体分述如下。

(一)大青叶在我国中医药中的应用和发展

中医药及其理论并不是一成不变的,而是伴随历史、经济、文化的发展而不断地变化。目前在临床应用的大多数中药均是中国本土药材,本土药材随着时代的发展也会焕发出新的生机活力,对这些药材的深入认识可以使同学们在学习、了解中医药文化的同时,领悟到中医药传统文化中蕴含的宝贵精神,让学生们不仅可以学到治病救人的知识,也能够更好地接受、传播中国传统文化,让中医药更好地与现代文明相结合,迸发出更大的生命力。

（二）大青叶的栽培

菘蓝野生资源研究利用较少,生产上主要依靠人工栽培。菘蓝对气温与土质的要求不高,故栽培地众多,全国各地均有栽培。随着各地生产与经济环境的不断变化,主产区也在发生改变。20世纪70—80年代,河北、河南、江苏、安徽等地开始发展菘蓝种植,逐步成为菘蓝主产区。进入21世纪后,菘蓝主产区逐步转移至甘肃、黑龙江、河南、新疆、内蒙古、宁夏等地,目前黑龙江、甘肃已成为菘蓝最主要的生产基地。大庆市大同区为黑龙江地区的老产区,是全省板蓝根主要集散地,由于多年重复种植,病害多发,药材质量呈下降趋势,目前齐齐哈尔市泰来、泰康两县逐步发展为黑龙江新产区。这部分内容可以通过结合中国不同省份经济的发展来解释菘蓝主产区发生改变的原因,同时讲解中药种植对土地的影响以及轮作的重要性,可以适当与"绿水青山就是金山银山"的人与自然和谐共生的理念相结合,提高学生们保护环境的意识。

（三）大青叶的真伪鉴别与消费者用药安全

大青叶、蓼大青叶两药名称相似,药用部位均为叶,容易混淆。大青叶为十字花科植物菘蓝的干燥叶,蓼大青叶为蓼科植物蓼蓝的干燥叶。二药虽均含有抗肿瘤、抗菌活性的靛蓝和靛玉红,但成分含量不同。药理实验证明,大青叶在抗癌、抗菌、解热作用上优于蓼大青叶;蓼大青叶在抗病毒、抗炎作用上则优于大青叶。所以在临床用药时,医生应仔细斟酌,正确使用,以便于药效的发挥。这部分内容通过讲解两者的区别,学生能学会如何分辨,培养学生的职业道德,提高用药安全意识。

（四）大青叶在新冠病毒感染中的作用

新型冠状病毒感染后,患者可能会出现发热症状,而复方大青叶属于一种比较常见的中成药物,其主要成分为大青叶、拳参、大黄、羌活等,具有清热解毒、解表散风的作用,对新型冠状病毒感染引起的发热症状有一定的帮助作用。在浙江省中医药管理局给出的治疗新冠病毒感染中医药治疗方中也有大青叶的身影。大青叶较多用于复方中,通过与其他药物的配伍使用能够更好地发挥药效,我们可以借鉴大青叶在治疗新冠病毒感染中的应用来引导学生比较中药与西药治疗疾病的不同之处,进而活跃学生的思维,更好地认识中医药文化,为中医药能够走出国门、造福全人类而努力。

二、教学设计与实施过程

教学环节	教学活动	思政设计
导入环节	内容:由传说故事以及板蓝根颗粒引出有关大青叶名字、产地、功效等的疑问,提出问题。 问题串: "大青叶和蓼大青叶是同一种中药吗?" "大青叶和板蓝根有什么关系,它们是来自同一植物吗" "大青叶有道地产区吗?" "在治疗新冠病毒感染的药方中也有大青叶的身影,由此可以联想到大青叶有哪些功效呢?"	由案例引出问题串,为后面授课重点内容和相关思政点的提出做好铺垫。
本草考证	内容:多本古代本草均记录了大青叶的使用历史。 大青叶以"大青"之名始载于《名医别录》,《新修本草》《本草图经》等古代本草均有记载。 《本草纲目》云:"大青,处处有之。高二三尺,茎圆,叶长三四寸,面青背紫,对节而生。"《本草经疏》云:"大青禀至阴之气,故味苦,气大寒无毒。" 李时珍谓大青叶因"其茎叶皆深青,故名"。	大青叶作为中国本土中药,在历史古籍中早有记载,它的使用在古代救活了许多百姓,在千百年过去的今天仍在继续为人类的健康发光发热。在引导学生学习中医药文化的同时,领悟传统文化中所蕴含的传承精神。
产地采制	内容:图文结合讲解大青叶药材的产地与采收加工内容,并强调其与性状鉴别特征的相关性,加强学生的记忆。 大青叶对气温和土质的要求不高,因此在全国各地均有种植,但随着各地生产与经济环境变化,大青叶的主产区也在发生改变。目前黑龙江、甘肃已成菘蓝最主要的生产基地。大青叶在夏、秋两季分2~3次采收。	大青叶的栽培条件并不高,全国各地均可种植,因此需要制定规范化种植技术规程,用于指导田间生产,确保用药质量的稳定。临床用药要保证疗效,通过规范各个流程的操作,获得质优效佳的药材,才能更好地服务临床,可以引导学生培养临床用药的严谨、认真负责的态度。

教学环节	教学活动	思政设计
形态鉴别	内容:大青叶药材的性状和显微鉴别。以图文结合的方式讲解,幻灯片播放药材的性状和显微特征放大图片,同时配合药材实物,给学生直接的感官体验,加深学习记忆。	大青叶与蓼大青叶的外观性状十分相似,蓼大青叶在市场上经常以大青叶的伪品出现。但是两种药材的功效主治并不完全相同。作为药学工作者,要具有能够正确区分不同中药的能力,保证患者的用药安全,要努力拓宽自己的知识面,不断学习,养成终身学习的意识。
理化鉴别	内容:大青叶药材的化学成分及其质量评价。介绍大青叶药材中所含的化学成分种类,并学习其相关的粉末鉴别方法。 问题串: "大青叶中的主要化学成分是什么?" "如何鉴定大青叶的品质?"	大青叶中所含的靛蓝、靛玉红成分使其具有相较于其他药物不同的粉末鉴别方法,引导学生由小及大,通过一个特殊点进而梳理起整个关于大青叶的知识网络,培养学生的发散思维与知识整合能力。
小结	小结:引导学生梳理大青叶药材鉴别的各项知识点。注重将具体的大青叶药材性状、显微鉴别特征与抽象的知识点,如理化鉴别、质量控制指标、所含化学成分间进行联系,使不同鉴别方法之间形成"联系网"。	通过梳理大青叶药材鉴别的各项知识点,学生不仅能够掌握大青叶药材鉴别的各项知识点,还可以培养其严谨的科研态度和逻辑分析能力。
情景模拟	情景模拟:给出不同叶类药材图片,学生讨论并找出真正的大青叶图片,并说出具体原因。 引导学生参与互动并思考,利用刚刚所学知识解决实际问题,使知识及时内化,提高解决复杂实际问题的高阶能力。	药品的真伪和质量将直接影响消费者的生命和财产安全。通过介绍大青叶的市场混伪情况,激发学生的职业道德感,培养医者仁心和"以患者为中心"的职业精神。
前沿拓展	前沿拓展:介绍大青叶目前已经发现的抗菌、抗病毒、抗氧化、抗内毒素、抗肿瘤、解热、抗炎等药理作用。大青叶作为一个具有确切疗效的传统中药,近年来国内外学者对大青叶研究较少。因此,需要继续对其活性物质进行研究,对化学成分与药理作用之间的关系进行更深入、更系统的研究,明确其物效基础。	大青叶虽然早就被用于临床,但其化学成分与药理作用之间的关系并不十分明确,这说明科研是永无止境的,作为科研工作者应该勇敢面对遇到的困难和挑战,不断攀登科研的高峰,以此激发学生的科研兴趣,培养学生的科研思维。

三、教学反思与改进

1. 教学反思
(1)学生的学习需求存在差异,无法全部满足。
(2)在教学实施中发现,个别同学参与度和学习效率不高。

2. 改进　接下来的教学中,注重以问题为导向,加入人文知识与课程思政点,逐步激发学生的学习热情,建立正确的"三观";逐步考虑分层次教学,规范小组作业要求,同时在测验时增加综合性题目,避免学生只关注课堂板书与笔记就可取得较高的分数的情况。

参考文献

[1] 李园园,方建国,王文清,等. 大青叶历史考证及现代研究进展[J]. 中草药,2005,(11):1750-1753.

[2] 马琳,夏光成. 大青叶原植物的古今应用研究[J]. 药学实践杂志,2000,(5):309-310.

案例三　番泻叶

一、案例

番泻叶,学名叶下珠,原名"泻叶"。番泻叶原产于印度,后传入亚、非、欧、美等各地,现广植于热带和亚热带地区,主产于印度南方、非洲、中亚及阿拉伯半岛等地。我国云南、海南及台湾有栽培,云南南部尤多。其茎呈狭棱状,羽状复叶,小叶呈长卵形,先端渐尖,基部心形,叶缘为锯齿状,属于大戟科植物,是一种常见的中药材,也是本章的重点药材。作为一种与传统文化和中医药相关的物质,番泻叶具有悠久的历史和丰富的背景,可以引发学生对中医药文化、传统文化的思考和探索。同时,番泻叶的应用也不仅限于中医药领域,其广泛应用可以为现代社会的创新和发展提供借鉴,激发学生的创新思维和实践能力。因此,我们可以深入挖掘这方面的思政素材,并将这方面的素材有机地结合到课程知识点内容中。这样可以帮助同学们在了解中医药文化、创新精神的同时,更好地掌握本节课程的重点和难点知识。具体分述如下。

(一)番泻叶的历史和传统应用

自古以来,番泻叶就被广泛应用于中医药领域。据史书记载,番泻叶可追溯至三国时期,当时就被中医学家发现并用于治疗便秘等相关疾病。随着时间的推移,番泻叶的应用逐渐扩展,并在传统医学中被广泛使用。番泻叶是中医药文化的重要组成部分,它体现了中医药理论的博大精深和独特魅力。通过学习番泻叶的药用价值和使用方法,学生可以更好地了解中医药文化,增强对传统文化的认同感和自豪感。同时也可以引发学生对中医药文化、传统文化的思考和探索。通过学习番泻叶的历史和传统应用,学生可以更好地理解和传承中华传统文化,培养对传统知识的尊重和传承精神。

(二)番泻叶在中医药领域外的广泛应用

在传统的日常生活中,番泻叶可作为一种天然的染料材料。由于其叶子含有丰富的颜料物质,可以提取出天然染料,用于染色织物和纸张制作等方面。这种传统用途体现了番泻叶在文化传统和生活方式中的影响力。这部分内容可以为现代社会的创新和发展提供借鉴,激发学生的创新思维和实践能力。

番泻叶是一种天然植物,其生长需要良好的生态环境。因此,保护生态环境,推动生态文明建设,对于番泻叶的种植和使用具有重要意义。同时可以引起学生对生态文明建设的思考,认识到人与自然是生命共同体。

（三）番泻叶的临床应用

1. 治疗便秘　番泻叶能够刺激大肠蠕动,促进排便,因此被广泛用于治疗便秘症状。

2. 抗菌治疗　番泻叶中的黄酮类化合物具有抗菌作用,可以用于治疗一些细菌感染性疾病。

3. 止血治疗　番泻叶中的黄酮类化合物还能够收缩血管,促进血小板聚集,因此可以用于治疗各种出血症状。

4. 解痉治疗　番泻叶中的生物碱具有解痉作用,可以用于缓解胃肠道痉挛和疼痛不适。

5. 利尿作用　番泻叶中的皂苷具有利尿作用,能够促进排尿和水肿消退。

6. 抗炎作用　番泻叶中的有效成分还具有抗炎作用,能够减轻炎症反应和组织损伤。

7. 其他作用　番泻叶还具有抗肿瘤、抗抑郁、抗氧化等多种药理作用和功效。

番泻叶在临床中的应用体现出了科学家的科研精神。科研精神主要体现在科学家对有效性和安全性的追求上。番泻叶的应用基于其药理作用的有效性和安全性,这需要进行深入的科学研究才能得出结论。同时,在应用过程中也需要不断地研究和探索,以确定最佳的用药方案和效果。这种严谨的科学态度和不断探索的精神,是科研精神在临床应用中的具体体现。总的来说,番泻叶的药用价值和临床应用都展现出了科学家的科研精神,这种精神对于发现和治疗疾病、提高治疗效果具有重要意义。

（四）番泻叶生产中的常见问题及解决方案

在番泻叶的生产过程中,常常会遇到一些问题,如害虫侵袭、气候变化等。为了解决这些问题,种植农户和科研技术人员采取了多种措施。例如,使用无公害农药来防治害虫,采取合理的灌溉和施肥措施来应对气候变化。此外,还加强番泻叶的监测和评估工作,及时发现问题并采取措施加以解决。这部分内容可以深入挖掘新时代奋斗者坚韧不拔的毅力,帮助学生树立正确的心态和处理问题的方法。

（五）番泻叶产业的发展趋势和未来前景

随着人们对健康意识的提高和对中医药的认可,番泻叶产业正逐渐壮大。未来,番泻叶产业有望迎来更大的发展机遇。越来越多的科研机构和企业将投入番泻叶研发和生产领域,不断推动番泻叶产业的创新发展。同时,番泻叶的市场需求也将逐渐扩大,助力番泻叶产业健康稳定发展。这部分内容可帮助学生培养创新创业精神,教育学生应具有企业家精神,敢于冒险,追求卓越,持续创新。

（六）番泻叶产业的政策支持和国际合作

我国对番泻叶产业给予了许多政策扶持,如提供资金支持、市场的开拓和推广等,有利于产业的健康发展。政府制定产业政策,旨在促进产业发展,提高人民生活水平。这体现了以人民为中心的发展思想,有利于实现全体人民共同富裕。同时,随着全球经济一体化的加深,番泻叶产业之间的国际合作也在不断加强,这有助于技术交流、市场拓展等方面的合作,推动产业的快速发展,提高产业的国际竞争力。

二、教学设计与实施过程

教学环节	教学活动	思政设计
导入环节	内容:由影视剧及与生活相关的购物场景引出有关番泻叶名字、产地、功效等的疑问,提出问题。 问题串: "番泻叶的来源地是哪?" "番泻叶是在近代才引入中国的吗?" "番泻叶都有着哪些功效?" "番泻叶是否与丝绸之路有关系呢?"	由案例引出问题串,为后面授课重点内容和相关思政点的提出做好铺垫。
本草考证	内容:按历史发展讲述番泻叶的起源与发展。 番泻叶原产于印度,后传入亚、非、欧、美等各地。据史书记载,番泻叶可追溯至三国时期,引入我国药用主要在清代以后。番泻叶之名见于王一仁的《饮片新参》(1935年)中,以后的药物文献也多有记载,较早期的著作也有称本品为旃那叶或泻叶的。	番泻叶作为一种较为常见的中药材,它的起源与发展历史悠久岁月长,自古以来名声远扬。引导学生传承中华传统文化的同时,体会中外文化交流与融合的深远意义和影响。
临床应用	内容:分析番泻叶的药理作用,介绍其临床应用范围和注意事项。 方式:讲解、案例分析、小组讨论。	番泻叶的药用价值在无数科研人员经过无数次的科学实验和验证,才一一被挖掘出来。提醒学生要具备科学精神,尊重科学,遵循科学方法,不断探索和创新。
形态鉴别	内容:通过对比其他中药材,学生能更好地认识和鉴别不同品种的番泻叶。 观察外观:番泻叶呈长卵形或卵状披针形,叶端急尖,基部稍不对称,全缘。上表面黄绿色,下表面浅黄绿色,叶脉稍隆起,革质。 闻气味:番泻叶气微弱而特异,味微苦,稍有黏性。 方式:比较分析、实物对比。	番泻叶作为常用药材,其真伪优劣鉴别尤为重要,关系到患者的经济和健康利益。作为药学工作者,工作态度与能力关系到每一位患者的用药安全,承担着重大的责任与使命,要学会将专业知识与生活融合,并不断提升自己的职业素养与职业道德水平。

教学环节	教学活动	思政设计
理化鉴别	内容:番泻叶的主脉横切面和粉末。介绍不同品种番泻叶中所含的化学成分种类,并分析各成分与番泻叶功效和性状之间的关系,使抽象的知识点间形成关联,加深学生的理解与记忆。 问题串: "番泻叶的理化鉴别方法有哪些?" "番泻叶中的主要成分在理化鉴别中如何表现?" "番泻叶的理化鉴别特征与其药用价值有何关联?" "在进行番泻叶的理化鉴别时,需要注意哪些关键点?" "番泻叶的理化鉴别是否需要特定的设备或技术? 如何操作?" "番泻叶的理化鉴别在临床应用中有何意义?" "番泻叶的理化鉴别特征是否受到生长环境、采摘季节等因素的影响?"	番泻叶的理化鉴别需要研究人员不断探索新的方法和技术,以揭示其内在的化学成分和药理作用,研究人员需要遵循科学原则,确保实验过程和结论的科学性和严谨性。番泻叶的理化鉴别不仅需要理论知识,还需要实践经验和技能。研究人员需要将理论与实践相结合,不断提高自身的学术素养和实践能力。引导学生培养求真务实、开拓创新的精神和精益求精的科研态度,做到科学严谨,理论与实践相结合。
小结	总结回顾:对本课内容进行总结回顾,加强学生对所学知识的印象。注重番泻叶药材性状、显微鉴别特征、理化鉴别、所含化学成分等重要知识点的梳理,使相关知识点形成思维导图,便于学生记忆与学习。	在番泻叶的研究和应用过程中,科学家们对细节的追求、对品质的坚持以及对技术创新的探索,都体现了工匠精神的核心。
情景模拟	情景模拟:在社区宣传中,可能会通过举办讲座、发放宣传资料等方式,向居民介绍番泻叶的药用价值和日常应用。	番泻叶是一种具有药用价值的植物,了解其相关知识可以帮助大众增强健康意识,学会如何正确使用番泻叶来预防和治疗一些疾病。同时也可以帮助大众正确使用药物,避免出现不良反应或药物滥用的情况。
前沿拓展	前沿拓展:目前番泻叶在临床上的应用仍有一定的局限性。未来可以进一步研究其在不同疾病治疗中的效果和安全性,如拓展其在心血管疾病、糖尿病等疾病中的应用。	番泻叶相关知识的前沿拓展需要从多个方面进行深入研究,通过不断拓展和深入研究,可以为番泻叶的广泛应用提供更科学的依据和技术支持。总之,番泻叶未来的研究与拓展要求学生们应具备创新、严谨求实、团队协作、坚持不懈和开放包容的精神。这些精神将有助于他们在研究中不断取得突破和创新成果,为推动番泻叶的研究和应用做出贡献。

三、教学反思与改进

1.在教学过程中,注重激发学生的学习兴趣和探究精神,通过实验教学和小组讨论等多种形式,学生能在轻松愉快的氛围中学习知识。

2.在讲解番泻叶的化学成分和药理作用时,尽量使用通俗易懂的语言,帮助学生理解抽象的概念。同时,结合实际应用场景,让学生更好地理解所学知识的实际意义。

3.在实验教学环节中,注重培养学生的实验操作能力和观察能力。通过引导学生进行实验操作和观察实验现象,学生能更加直观地了解番泻叶的采收、加工、储存方法和品质鉴别技巧。同时,及时纠正学生在实验过程中的错误操作和不足之处,帮助学生更好地掌握实验技能。

4.在教学反思中,认真总结本次教学的优点和不足之处。针对不足之处,提出改进措施和建议,为今后的教学工作提供参考和借鉴。同时,鼓励学生提出宝贵意见和建议,以便更好地改进教学方法和提高教学效果。

参考文献

[1]靳宇智,于越,付璐,等.番泻叶在我国用药史初探——兼谈近代"外来药本土化"现象[J].中国中药杂志,2016,41(12):2371-2375.

[2]孟彦彬,鲁翔宇.番泻叶化学成分与药理研究进展[J].承德医学院学报,2023,40(4):333-336.

第九章 花类中药

花类中药是人们生活中较常见的一类中药。花类中药多具有质地疏松易冲泡、气味芳香口味好的特点,不仅在中医临床上有广泛的应用,而且在保健品、化妆品等领域也有广泛的应用。本章节的内容与生活联系紧密,药材色彩形态丰富,易于引起学生的求知欲。

【教学目标】

1. 知识目标

(1)能够掌握辛夷、丁香、洋金花、金银花、红花、西红花的来源、产地、采收加工、化学成分、真实性鉴定(性状、显微、理化鉴别)与质量评价(经验鉴别、含量测定)。

(2)能够掌握松花粉、槐花、款冬花、菊花、蒲黄的来源、化学成分、真实性鉴定(性状、显微、理化鉴别)与质量评价(经验鉴别、含量测定)。

(3)能够对西红花与红花,月季花与玫瑰花,金银花与山银花,蒲黄、松花粉与海金沙等易混淆药材进行鉴别。

2. 能力目标

(1)能够使用规范的中药鉴定学方法辨识临床常见花类药材,并能够对重点药材进行质量评价。

(2)能够对患者和公众进行花类药材选购和合理贮藏等方面进行宣传教育。

(3)通过在线课程发布学习资料和预习任务,提高学生自主学习和思考总结能力。

3. 思政目标

(1)通过课程思政内容学习,能够领悟前辈们追求卓越、刻苦务实的工匠精神。

(2)燃起对中医药事业的热爱,成为具有国际视野、家国情怀、勇于担当的社会主义接班人。

【相关知识板块的思政元素分析】

1. 树立开放包容、互联互通、共同发展的世界观念。

2. 建立相互理解、相互尊重、相互信任的文明共荣体的概念。

3. 守望相助、和衷共济、携手同心、共同发展的理念。

案例一 西红花

一、案例

西红花为本章的重点药材,原产于遥远的西域,经丝绸之路流传到我国,逐渐成了中医药临床常用的活血化瘀药。由于资源稀少,西红花的价格昂贵,在市场上曾出现较多混伪品。外来药物的传入,不仅丰富了我们的中药资源,更在历史上留下了深深的痕迹。中华民族始终以开放、包容的态度对待其他民族地区的优秀文化和事物。同时,我们也有着自己独特的文化底蕴,对待外来文化和事物有着自己独特的视角。我们不惧困难,对外来事物进行改造和发展,使其更好地服务于广大人民群众。因此,我们可以深入挖掘这方面的思政素材,并将这些素材有机地结合到课程知识点内容中。这样可以帮助同学们在理解中国文化、科学精神的同时,更好地掌握本节课程的重点和难点。具体分述如下。

(一)西红花在我国中医药中的应用和发展

在临床常用的中药中,很多都是在不同历史时期由国外流传入我国的。中医药及其理论并不是一成不变的,而是伴随历史、经济、文化的发展,不断吸纳新鲜血液,并不断内化完善的过程。外来药物的应用和内化可以帮助同学们更好地理解中医药文化,建立中医药思维。从文化角度来看,西红花的传入和普及体现了中华民族的包容性和创新性。西红花药材的传入,为我们带来了新的中药资源,也进一步推动了中医药的多元化发展。此外,西红花的传入也促进了不同文化之间的交流和融合,成为连接东西方文化的一座重要桥梁。

(二)西红花产地变迁与栽培技术突破

西红花原产于中东地区,后流传到我国。由于西红花的产量极低,限制了其使用范围。我国的科研工作者在20世纪80年代克服重重难关,突破并发展了栽培技术,使西红花产量获得了明显的提升。西红花的传入和推广也体现了中国人民的勤劳和智慧。在历史上,我国科研工作者在不断探索、实践的过程中,成功将西红花引入并实现了大规模种植。这不仅带动了相关产业的发展,创造了就业机会,更为广大患者提供了更丰富的药材资源。这部分内容适合挖掘我国科研工作者勤勤恳恳为人民大众谋福利的科研精神。

(三)西红花的真伪鉴别与消费者用药安全

由于西红花产量稀少,十分珍贵,市场上也容易出现伪劣产品。药品的真伪和质量将直接影响到消费者的生命和财产安全。这部分可以作为一个典型案例介绍西红花的市场混伪情况,培养学生的职业道德感,形成医者仁心和以患者为中心的职业精神。

(四)西红花资源开发与品质研究现状

历经了几千年的使用和人工栽培技术的发展,西红花由曾经只有权贵人士能够使用的稀有香料,成为如今可以服务普通大众的中药材。我们的中医药科研人员仍然没有停止探索的步伐,扩大和发现新的药用资源也是中药鉴定学的任务之一。这部分内容将向同学们介绍西红花目前的资源开发和品质研究现状,带领学生放眼科研前沿,体会科研工作者们勇于突破的创新精神。

（五）西红花与丝绸之路、"一带一路"的关系

西红花通过丝绸之路传入我国。作为历史上连接东西方的重要商贸通道,丝绸之路不仅为我国带来了丰富的外来文化和商品,更为我国与世界各国的交流合作提供了广阔的平台。丝绸之路是古代我国连接世界的一条枢纽。在今天共建"一带一路"中,我们同样可以借鉴和学习西红花传入我国的经验和技术,加强与沿线国家的交流与合作,为全世界人民带去中国人民和平发展的美好愿景。

二、教学设计与实施过程

教学环节	教学活动	思政设计
导入环节	内容:由影视剧及与生活相关的购物场景引出有关西红花名字、产地、功效等的疑问,提出问题。 问题串: "番红花和藏红花是同一种中药吗?" "西红花被称为红色的金子,为何其价格如此昂贵?" "西红花的道地产区是在西藏吗?" "西红花真的具有宫斗剧中讲述的夸张疗效吗?"	由案例引出问题串,为后面授课重点内容和相关思政点的提出做好铺垫。
本草考证	内容:按历史发展脉络讲解西红花在我国的使用历史。 番红花沿丝绸之路从西域流传到我国,初期由于十分稀有,在我国以郁金香为名,主要为供奉佛事和作为香料使用。唐宋时期,随着丝绸之路的繁荣,中外交流更加频繁,《开宝本草》开始以郁金香之名记载其药用价值,随后在各历史时期的本草著作中出现撒馥兰、番红花、藏红花等不同名字,其临床应用也得到发展和完善,建国后《中国药典》以西红花之名将其收载。	西红花为贵重药材,它的历史变迁与丝绸之路的繁荣发展有着密切的联系。借用李白的诗句"兰陵酒郁金香,玉碗盛来琥珀光"来讲述西红花初入我国的资源与使用情况。引导学生在欣赏中华传统文化的同时,体会我国尚和合、求大同的时代精神。

教学环节	教学活动	思政设计
产地采制	内容:图文结合讲解西红花药材的产地与采收加工内容,并强调其与性状鉴别特征的相关性,加强学生的记忆。 西红花主产于伊朗、法国、西班牙,我国在 20 世纪 60 年代开始引种,80 年代在上海将其驯化栽培成功,结束了上千年完全依赖进口的历史。现在上海崇明岛、浙江以及河南都有大面积栽培。	"旧时王谢堂前燕,飞入寻常百姓家"。20 世纪 80 年代西红花在我国人工栽培成功,凝聚了无数中药工作者的辛勤劳动,不仅仅为中国广大人民提供了优质药材,也将随着"一带一路"的建设造福全世界人民。在前辈科研精神的感召下,培养学生探索未知,勇攀科学高峰的责任感和使命感。
形态鉴别	内容:西红花药材的性状和显微鉴别,以图文结合的方式讲解,幻灯片播放药材的性状和显微特征放大图片,同时配合药材实物,给学生直接的感官体验,加深学习记忆。	西红花为贵重药材,真伪优劣鉴别尤为重要,关系到患者的健康和经济利益,作为药学工作者,其工作态度与能力关系到每一位患者的用药安全,承担着重大的责任与使命,要不断提升自己的职业素养与职业道德水平。
理化鉴别	内容:西红花药材的化学成分及其质量评价。介绍西红花药材中所含的化学成分种类,并分析各成分与西红花功效和性状之间的关系,使抽象的知识点间形成关联,加深学生的理解与记忆。 问题串: "西红花的药效成分是什么?" "使西红花产生香味的成分是什么?"	通过梳理西红花所含化学成分与药效和性状特征之间的内在联系,引导学生领会中药材质量评价体系建立和药用资源开发的方法,引导同学们思考中医药守正创新的研究方法,树立辨证的中医药思维方式。
小结	小结:引导学生梳理西红花药材鉴别的各项知识点。注重将具体的西红花药材性状、显微鉴别特征与抽象的知识点,如理化鉴别、质量控制指标、所含化学成分间进行联系,使不同鉴别方法之间形成"联系网"。	通过梳理西红花药材鉴别的各项知识点,学生不仅能够掌握西红花药材鉴别的各项知识点,还可以培养自身严谨的科研态度和逻辑分析能力。
情景模拟	情景模拟:给出不同西红花混伪品图片,学生讨论并找出优质西红花药材。 引导学生参与互动并思考,利用刚刚所学知识解决实际问题,将知识及时内化,提高解决复杂实际问题的高阶能力。	药品的真伪和质量将直接影响消费者的生命和财产安全。通过介绍西红花的市场混伪情况,激发学生的职业道德感,建立医者仁心和"以患者为中心"的职业精神。
前沿拓展	前沿拓展:介绍海军军医大学的张磊教授科研团队对西红花苷在植物体内的合成途径进行解析的科研成果。合成途径明确后,将可以通过代谢工程和构建细胞工厂等方式获得更多的西红花苷药用资源。	以西红花药用资源开发研究前沿进展,展示我国科研工作者在面对困难和挑战时,不畏艰辛、勇攀高峰的创新精神,以此点燃学生的科研兴趣,培养学生的科研思维。

三、教学反思与改进

1. 教学反思

(1)学生的学习需求存在差异,无法全部满足。

(2)在教学实施中发现,个别同学参与度和学习效率不高。

2. 改进　接下来的教学中,注重以问题为导向,加入人文知识与课程思政点,逐步激发学生的学习热情,建立正确的"三观";逐步考虑分层次教学,规范小组作业要求,同时在测验时增加综合性题目,避免学生只关注课堂板书与笔记就可取得较高的分数的情况。

参考文献

[1]吴文如,龙泳伶,邓劲松,等.金课建设背景下中药鉴定学课程思政的探索[J].中国中医药现代远程教育,2021,19(22):1-3.

[2]张红瑞,周艳,杨静,等.红花和西红花栽培教学过程设计探讨[J].河南农业,2021,(30):30-31.

案例二　金银花

一、案例

金银花为本章的重点药材,具有浓厚的药食同源背景,被广泛应用于医药、食品、化妆品、保健品及畜牧等领域。特别是在抗击新冠疫情的过程中,金银花发挥了举足轻重的作用。然而金银花的品种问题一直存在较大的争议,过去的更名事件更是引起了广泛的关注。面对这些质疑,药典委员会以求真务实的精神,通过大量的本草考证和科学实验研究,明确了其来源。因此,我们可以进一步挖掘这方面的思政素材,并将其有机地融入课程知识点中,这样既能激发同学们对中医药的自豪感和认同感,又能培养他们大胆质疑、求真务实的科学精神。

(一)金银花在抗击新冠疫情中的贡献

全球新冠疫情给公众健康和经济带来了巨大的挑战。在此背景下,中国工程院院士张伯礼提出了"三药三方",为抗击疫情发挥了积极作用。其中连花清瘟胶囊和金花清感颗粒都是以金银花为主药,其药用价值得到了广泛认可。通过金银花在抗击新冠疫情中的实际应用和贡献,可以更好地帮助学生认识和了解中医药的独特性和价值,激发学生对中医药的认同感,有助于学生建立中医药文化自信。

(二)金银花品种沿革的现状

自1963年版《中国药典》开始收载金银花以来,对于金银花的植物来源一直存在争议。在1977年版《中国药典》中,金银花的标准中增加了其他3个植物来源。然而,在

2005年版《中国药典》中,忍冬科忍冬被确定为金银花的唯一来源,这一改变引起了社会的广泛质疑。

面对质疑,国家药典委在官网上先后两次发布了关于金银花、山银花分类有关问题的图文说明。这些说明从药用历史、植物形态、药材性状、化学成分、药用安全和正本清源原则等方面进行了详细解释,充分体现了金银花标准制定的科学性。金银花的品种基原变化过程是一个不断探索和追求科学真理的过程。这部分内容非常适合引导学生树立严谨的治学态度和求真务实的科学精神。

（三）金银花栽培新品种研发现状

随着金银花在药用领域的需求日益增长,市场供应已无法满足。为了解决这一困境,中医药科研人员积极投身金银花新品种的选育工作。在此,我们将向同学们介绍金银花新品种资源开发的研究现状。同时,以河南师范大学的李建军教授团队成功培育出金银花新品种"豫金4号",实现了国内金银花杂交育种的新突破为例,希望同学们能够感受到科研工作者的创新精神,并激发自己的科研热情,鼓励学生在将来的工作中为推动中医药事业的发展贡献自己的力量。

二、教学设计与实施过程

教学环节	教学活动	思政设计
导入环节	内容:以三药三方在抗击新冠疫情发挥的作用为切入点,引出有关金银花的名字、功效等的疑问,提出问题。 问题串: "抗击新冠疫情的三方三药有哪些?" "金银花有什么功效?" "生活中以金银花为原料的食品有哪些?"	通过案例引出问题串,同时详细介绍金银花的功效,包括其在抗击新冠疫情方面的药用价值及发挥的作用。这些内容旨在激发学生对中医药文化的自信心与自豪感,并为后续授课的重点内容和相关思政点的提出做好铺垫。
本草考证	内容:按历史时间脉络讲解金银花的品种考证。 中药金银花与《中国药典》中所记载的另一种中药忍冬藤皆来源于植物忍冬,是忍冬的不同药用部位。忍冬藤作为药用历史悠久,早在《神农本草经》中就有药用记载;而明确将花或花蕾作为药用,并称之为金银花的记载则首见于明代藩王朱橚主编的《救荒本草》。《本草蒙筌》《本草原始》《本草乘雅半偈》等均有记载,部分本草著作中还有相关附图,其中《救荒本草》和《本草蒙筌》的附图与其描述有较大差别。	通过介绍《救荒本草》和《本草蒙筌》的金银花附图与其描述有较大差别,引导学生既要尊重历史,还要学会思考,敢于追问,对问题进行"价值判断",培养学生的明辨性思维。

教学环节	教学活动	思政设计
产地采制	内容:图文结合讲解金银花药材的产地与采收加工内容。 金银花主产于山东、河南,全国大部分地区均产。5~6月采取未开放的花蕾,置通风处阴干或摊成薄层晒干。	山东、河南等地通过良种选育培育了"鸡爪花""豫金4号"等品系,规范化的种植技术,提升了金银花产量和有效成分含量。体现科技创新在农业现代化中的作用,鼓励学生以科学精神推动中医药产业升级,服务乡村振兴与健康中国战略。
形态鉴别	内容:金银花药材的性状鉴别,以实物观察、图文结合的方式讲解。同时通过强调"密被短绒毛"等性状特征,引导学生推导其显微特征,使得知识点间形成关联,加深学生的理解与记忆。	金银花为常用药材,常与山银花混淆。要想做到准确鉴定,就要发挥中药人精益求精的工匠精神。鼓励学生认真琢磨每一个鉴别特征,仔细观察每一个鉴别细节。
理化鉴别	内容:金银花药材的化学成分及其质量评价。介绍金银花药材中所含的化学成分种类,并分析金银花与其混淆品山银花的区别。 问题串: "金银花作为凉茶的原料,降火的成分是什么?" "山银花可以替代金银花做凉茶的原料吗?"	通过介绍和分析金银花与山银花所含化学成分的异同点,引导学生思考药典委员会将金银花品种变革的原因。所谓"差之毫厘、谬之千里",药物起作用的是其内在化学成分,有时稍有差池,其带来的疗效和安全风险就会有巨大差异。因此,应引导学生树立严谨的治学态度和求真务实的科学精神。
小结	小结:用关键词的方法引导学生对所学内容的进行回顾,总结;结合设问,加深印象的同时调动了学生积极性和学习热情。	通过学生自行总结金银花药材鉴别的各项知识点,不仅能够掌握金银花药材鉴别的知识,还可以培养学生归纳总结及分析能力。
案例分析	案例分析:某生物医药公司为了满足本公司的生产需要,准备大量引种金银花,且计划引种种植本地生长的"华南忍冬""红腺忍冬",从而节约公司的流动资金。公司的这种做法是否可取?为什么? 引导学生参与互动并思考,利用刚刚所学知识解决实际问题。	通过案例分析讨论,旨在培养学生将知识内化并解决实际问题的能力,提高解决复杂实际问题的高阶能力,同时引导他们树立正确的中药鉴定价值观。通过这种方式,能够帮助学生理解诚信立人的重要性,并引导他们在未来职业生涯中秉持这一价值观。
前沿拓展	前沿拓展:介绍河南师范大学的李建军教授团队在金银花新品种方面的科研成果,即"豫金4号"的成功研制。既实现了国内金银花杂交育种的新突破,也为金银花药材药源紧缺、质量不稳定等问题提供了有效的解决途径。	以金银花资源开发与研究的前沿进展,让学生领略科研人员的不惧困难、勇于创新的精神,以此激发学生的科研热情和兴趣。

三、教学反思与改进

1. 教学反思

(1)学生对课程导入过程有较大兴趣,讨论比较热烈,过于兴奋容易跑题。

(2)学生对所学知识实际应用的能力尚有缺乏。

2. 改进 通过运用学校标本馆资源与虚拟仿真系统平台技术,在课后为学生提供实践机会,以全面提升其技能水平。

参考文献

[1]康帅,张继,魏爱华,等. 金银花的本草再考证[J]. 药物分析杂志,2014,34(11):1922-1927.

[2]李硕,杨秀娟,王明伟,等. 中药鉴定学课程思政元素挖掘及教学设计案例分析[J]. 甘肃中医药大学学报,2023,40(5):98-102.

第十章　果实及种子类中药

果实及种子类中药是以植物的果实或种子为药用部位的中药。在商品药材中二者并未严格区分,大多数是果实与种子一起入药。少数用种子,但以果实的形式贮存、销售,临用时再剥去果皮。果实及种子类中药不仅在中医治疗疾病的历史中发挥着重要作用,且因其富含营养,部分可药食同用,如枸杞子、山楂、小茴香等。与根及根茎类、皮类等药材相比,果实及种子类药材具有较易获得和保存的特点。中药的疗效与质量密切相关,大部分果实及种子类药材的体积较小、形状差异性不甚明显,因此鉴别起来有一定的难度,导致目前果实及种子类中药材市场相对比较混乱,急需具有精湛的中药鉴定能力的专业技术人才改善这一现状。本章节的内容与生活联系紧密,部分药材是生活中常见的食品或香料,易于引起学生的求知欲。

【教学目标】

1. 知识目标

(1)能够掌握五味子、葶苈子、木瓜、苦杏仁、枳壳、陈皮、吴茱萸、巴豆、小茴香、山茱萸、连翘、马钱子、枸杞子、栀子、槟榔、砂仁的来源、产地、采收加工、化学成分、真实性鉴定(性状、显微、理化鉴别)与质量评价(经验鉴别、含量测定)。

(2)能够掌握山楂、桃仁、决明子、化橘红、菟丝子、豆蔻的来源、化学成分、真实性鉴定(性状、显微、理化鉴别)与质量评价(经验鉴别、含量测定)。

(3)能够对苦杏仁与桃仁,枳实和枳壳,吴茱萸与山茱萸,砂仁、豆蔻和草豆蔻等易混淆药材进行鉴别。

2. 能力目标

(1)能够使用规范的中药鉴定学方法辨识临床常见果实及种子类药材,并能够对重点药材进行质量评价。

(2)能够对患者和公众进行果实及种子类药材选购和合理贮藏等方面进行宣传教育。

(3)通过在线课程发布学习资料和预习任务,提高学生自主学习和思考总结能力。

3. 思政目标

(1)通过课程思政内容学习,领悟前辈们追求卓越、刻苦务实的工匠精神。

（2）燃起对中医药事业的热爱，成为具有辩证唯物主义世界观、家国情怀，勇于担当的社会主义接班人。

【相关知识板块的思政元素分析】

1. 辩证唯物主义世界观。

2. 工匠精神。

3. 中医药文化自信心。

4. 职业素养和社会责任感。

5. 正确的人生观、价值观。

6. 团结协作理念、科学思维、创新意识、科学奉献精神。

案例一 马钱子

一、案例

马钱子为本章的重点药材，主产于印度、越南、泰国等国，最早作为爪哇国（东南亚古国）进贡制品传入我国，逐渐成为了中医药临床常用的活血化瘀药。目前在我国海南、广西、云南西双版纳等地有少量栽培。

马钱子有大毒，具有通络止痛、散结消肿之功，传统用于治疗风湿顽痹、麻木瘫痪、疮痈肿痛、跌打损伤等，是古代伤科疗伤止痛的佳品，也是近现代治疗风湿性关节炎、麻痹瘫痪的要药。《医学衷中参西录》中记载马钱子"开通经络，透达关节之功远胜于他药"。

马钱子作为一味"大毒之药"在临床应用近千年不衰，说明它具有显著的效果，可谓是"毒药猛剂善起沉疴"。但其毒性也是不容忽略的重要环节，在临床用药过程中如何选择"毒"与"效"的平衡，其中蕴含了中医药乃至中华民族的大智慧。因此，我们可以深入挖掘这方面的思政素材，并将这些素材有机地结合到课程知识点内容中，可以帮助同学们在理解中医药文化、科学精神的同时，更好地掌握本节课程的重点和难点知识。具体分述如下。

（一）引导学生正确看待毒性中药的"毒"与"效"，树立辩证唯物主义世界观

不少中药具有毒性甚至剧毒，在本草文献中早有描述。《神农本草经》将中药分为上、中、下三品，并指出下品多有毒，不可久服；《本草纲目》中记载毒性中药381种，并列为毒草类专篇。如生川乌、生附子、马钱子、砒霜等都是剧毒药，使用不当即会中毒甚至引起死亡。但是合理使用毒性中药，又能起到治病攻邪的良效。例如：马钱子有剧毒（含番木鳖碱，即士的宁），如因误用，或服用过量，或炮制不得法，可引起呼吸麻痹而致死。《本草原始》载："鸟中其毒，则麻木搐急而毙；狗中其毒，则苦痛断肠而毙。若误服之，令人四肢拘挛。"然马钱子之药效卓著，用之得当，可以起重病，疗沉疴，往往非他药所能替代者。因此，正确地看待和处理中药的毒性，合理科学地使用，将其毒性转化为有利于治疗的积极因素，这需要我们有科学、辩证的思维。作为中医药从业人员，一方面，要重视药物的毒性，使用毒性药物务必小心谨慎，保证患者的生命安全。另一方面，又不能视其为洪水猛兽，完全弃之不

用。而是要掌握足够的知识，懂得通过控制剂量、规范炮制、合理配伍等方法"变害为宝"，降低和消除药物毒性，发挥其防病治病的正面作用；积极研究毒性机理，明确毒性成分，使中药能够在国际上生存和发展，发挥更大的作用。通过用一分为二的观点看待中药的"毒"与"效"，认识到事物都有两面性和矛盾性，帮助学生树立辩证唯物主义世界观。

（二）结合炮制工艺融入工匠精神，提升学生中医药文化自信

因马钱子有大毒令诸多医家望而生畏，然张锡纯所言："制之有法，则有毒者，可至无毒"。古人发明了砂烫、油炸、甘草制、醋泡、醋炙、尿泡等马钱子的炮制方法，可以有效地减轻其毒性，增加其临床用药的安全性。目前全国应用较多的炮制方法主要有两种，即砂炒法和油炸法，已被《中国药典》收载为法定方法。砂炒法至有爆烈声，表面鼓起，压之即碎，外表变为棕黄色，砂温 240～250 ℃ 为宜，时间 3～4 min。油炸时油温以 250 ℃ 为宜。马钱子的传统加工技艺被制作为纪录片，展示了老一辈中药大师从业几十年对技艺精益求精的事迹，特别举例我国传统四大地方炮制流派之一——樟树帮的老药工们经过比较、鉴别，独取尿泡法，采用童便来制马钱子，认为马钱子与童便都具有活血通筋的功能，用童便制马钱，两者相得益彰，功效更为显著，同时还可缓解马钱子的毒性，减轻副作用。学生能真真切切地感受到老一辈中药大师不断追求专业技能极致和完美的工匠精神，培养其精益求精的工匠精神，激发学生科技报国的家国情怀和使命担当。同时，结合现代研究，表明经砂炒或油炸等高温处理，药效低、毒性大的马钱子碱大量破坏损失，而士的宁被部分破坏，同时生成药效高、毒性小的异马钱子碱、异士的宁碱等生物碱，佐证了马钱子炮制减毒的科学性和可行性，彰显了我国中医药先辈们的伟大智慧，有利于提升学生对中医药文化的自豪感和自信心。

（三）结合马钱子市场现状，培养学生职业素养和社会责任感，以树立正确的人生观、价值观

通过专题短片让学生深入了解当前马钱子药材的市场现状，让学生针对一个假设情境进行分组讨论：如果有不良商家贩卖加工炮制不当的马钱子，这种行为将会引发怎样的后果，使学生通过讨论意识到以上行为对市场和消费者所造成的危害，培养学生的"中药质量观"。紧接着引入"修合虽无人见，存心自有天知""炮制虽繁必不敢省人工，品味虽贵必不敢减物力"等中华老字号古训，让学生充分体会到从事医药这个特殊行业，不仅要掌握专业知识，更要注重职业道德和社会责任，不能违背良心，不可见利忘义，不能偷工减料，让诚信在学生的心中生根、发芽，成为学生做人、做事的准则，帮助学生树立正确的人生观、价值观。这将有助于他们在未来的职业生涯中，始终保持诚实和公正，为公众的健康和人民的福祉做出贡献。

（四）以马钱子炮制机理研究为例，培养团结协作理念、科学思维和创新意识，弘扬科学奉献精神

介绍中药学家蔡宝昌教授组织团队对马钱子进行了系统、全面且深入的研究，涵盖了古今中外文献、化学成分、炮制机制、药效学、毒理学、药代动力学以及马钱子生物碱脂质体抗肿瘤靶向给药制剂等多个领域。其研究成果揭示了马钱子的炮制原理，荣获国家科技进步奖三等奖。这一突破不仅有助于培养学生的团队协作精神、科学思维和创新意

识,更使他们认识到,只有潜心研究,方能深入理解中药的本质与价值,从而激发学生探索未知、追求真理、勇攀科学高峰的责任感和使命感,深刻体会到作为新时代大学生,要勇担民族复兴大任,树立职业理想,争做中医药创新发展先行者,为实现中华民族伟大复兴的中国梦贡献青春力量。

二、教学设计与实施过程

教学环节	教学活动	思政设计
导入环节	内容:由"历史上的南唐后主李煜被宋太宗赐马钱子毒死"及马钱子中毒事件的新闻报道引出有关马钱子名字、功效、毒性等的疑问,提出问题。 问题串: "马钱子为何称之为马钱?" "马钱子既然有大毒,临床上为何还要使用?" "如何才能'变害为宝',保证马钱子的临床用药安全有效?"	由案例引出问题串,为后面授课重点内容和相关思政点的提出做好铺垫。
本草考证	内容:讲述马钱子名称的由来及其毒效的相关记载。 马钱子原名番木鳖,始载于《本草纲目》,李时珍谓:"状如马之连钱,故名。"马钱子具有通络止痛,散结消肿之功效,用于跌打损伤、骨折肿痛、风湿顽痹、麻木瘫痪、痈疽疮毒、咽喉肿痛。《医学衷中参西录》中记载马钱子"开通经络,透达关节之功远胜于他药"。马钱子临床应用效果显著,可谓是"毒药猛剂善起沉疴"。但值得注意的是,马钱子也有大毒。 有关马钱子毒性的记载始于明《本草纲目》,经历了一个从"无毒"到"有毒",到"大毒"的演变过程。明《本草纲目》记载:"苦,寒,无毒。"明《本草汇言》云:"番木鳖,味苦,气寒,有毒。"明《本草原始》载:"番木鳖,子如木鳖子大,形圆而扁,有白毛,味苦。鸟中其毒,则麻木撮急而毙;狗中其毒,则苦痛断肠而毙。若误服之,令人四肢拘挛。"清《务中药性》云:"马钱子性毒如狼。俗云人吃则解热,狗若吃了则断肠。"民国《中药大义》对马钱子毒性有了更加深入的研究:"番木鳖之功用,与木鳖子相仿,而性较烈,又能治毒狗至死,过服则发痉挛。西药士的宁即由番木鳖提出,性极毒。"1979年出版的《中草药学》对马钱子的毒性及中毒症状有了科学完整的描述:本品(马钱子)中毒后出现强直性惊厥,角弓反张,颜面肌痉挛呈'痉笑'状,呼吸肌痉挛性收缩,使呼吸停止在吸气状态,惊厥反复发作,终至窒息死亡"。	马钱子为有毒药材,因"状似马之连钱"而得名,便于同学们记忆,同时可领略到中医药取类比象思维的智慧所在。举例马钱子的功效及毒性记载,引导学生正确看待毒性中药的"毒"与"效",树立辩证唯物主义世界观。

教学环节	教学活动	思政设计
产地采制	内容:图文结合讲解马钱子药材的产地与采收加工炮制内容,并强调其与性状鉴别特征的相关性,加强学生的记忆。 马钱子主产于印度、越南、泰国等国。最早为洪武三年(1370 年)东南亚爪哇国(今印度尼西亚爪哇岛一带)使节所贡的当地特产,但在当时是否用作药用仍有待进一步考证。目前在我国海南、广西、云南西双版纳等地有少量栽培。 因马钱子有大毒,古人发明了砂烫、油炸、甘草制、醋泡、醋炙、尿泡等马钱子的炮制方法,可以有效地减轻其毒性,增加其临床用药的安全性。	结合马钱子炮制工艺融入工匠精神,提升学生中医药文化自信心。
形态鉴别	内容:马钱子药材的性状和显微鉴别。以图文结合的方式讲解,幻灯片播放药材的性状和显微特征放大图片,同时配合药材实物,给学生直接的感官体验,加深学习记忆。	马钱子为有毒药材,其真伪优劣鉴别尤为重要,关系到患者的健康和生命安全,作为药学工作者,工作态度与能力关系到每一位患者的用药安全,承担着重大的责任与使命,要不断提升自己的职业素养与职业道德水平。
理化鉴别	内容:马钱子药材的化学成分及其质量评价。介绍马钱子药材中所含的化学成分种类,并分析各成分与马钱子功效和性状之间的关系,使抽象的知识点间形成关联,加深学生的理解与记忆。 问题串: "马钱子的药效成分是什么?" "马钱子的毒性成分是什么?" "马钱子的炮制机理是什么?" "如何通过理化鉴别评价马钱子的质量?"	通过梳理马钱子所含化学成分与药效、毒性和性状特征之间的内在联系,引导学生领会中药材质量评价体系建立的方法,引导同学们思考中医药守正创新的研究方法,树立辨证的中医药思维方式。
小结	小结:引导学生梳理马钱子药材鉴别的各项知识点。注重将具体的马钱子药材性状、显微鉴别特征与抽象的知识点,如理化鉴别、质量控制指标、所含化学成分间进行联系,使不同鉴别方法之间形成"联系网"。	通过梳理马钱子药材鉴别的各项知识点,学生不仅能够掌握马钱子药材鉴别的各项知识点,还可以培养其严谨的科研态度和逻辑分析能力。

教学环节	教学活动	思政设计
情景模拟	情景模拟:给出不同马钱子混伪品图片,学生讨论并找出优质马钱子药材。 引导学生参与互动并思考,利用刚刚所学知识解决实际问题,将知识及时内化,提高解决复杂实际问题的高阶能力。	药品的真伪和质量将直接影响消费者的生命和财产安全。通过介绍马钱子的市场混伪情况,激发学生的职业道德感,培养医者仁心和"以患者为中心"的职业精神。
前沿拓展	前沿拓展:介绍南京中医药大学的蔡宝昌教授科研团队潜心研究中药马钱子20余年,对马钱子的化学成分及其活性和毒性、炮制机理等进行了系统、全面、深入的研究,阐明了马钱子主要是通过改变生物碱的结构来达到降低毒性的炮制机理,证明马钱子总碱含量与毒性不成线形关系等一系列新论点。	以马钱子炮制机理研究为例,培养学生的团结协作理念、科学思维和创新意识,激发学生探索未知、追求真理、勇攀科学高峰的责任感和使命感。

三、教学反思与改进

1. 教学反思

(1)学生的学习需求存在差异,无法全部满足。

(2)在教学实施中发现,个别同学参与度和学习效率不高。

2. 改进　接下来的教学中,注重以问题为导向,加入人文知识与课程思政点,逐步激发学生的学习热情,建立正确的"三观";逐步考虑分层次教学,规范小组作业要求,同时在测验时增加综合性题目,避免学生只关注课堂板书与笔记就可取得较高的分数的情况。

参考文献

[1]史磊,李永吉,裴丽,等.马钱子的本草考证[J].现代中药研究与实践,2017,31(6):6-10.

第十一章　全草类中药

　　全草类中药是指用植物的全体的一类中药,大多为干燥的草本植物的地上部分,少数为带有根或根茎或小灌木的草质茎,或常绿寄生小灌木。要求掌握全草类中药的基源、性状、显微、理化等鉴别特征。从本草考证、资源保护、有效成分的挖掘等角度讲述其利弊,激发同学们的求知欲和科学探索的进取精神。

　　【教学目标】

　　1.知识目标

　　(1)能够掌握麻黄、金钱草、广藿香、穿心莲、青蒿、白花蛇舌草、薄荷、石斛的来源、产地、采收加工、化学成分、真实性鉴定(性状、显微、理化鉴别)与质量评价(经验鉴别、含量测定)。

　　(2)能够掌握槲寄生、紫花地丁、荆芥、益母草、茵陈、肉苁蓉的来源、化学成分、真实性鉴定(性状、显微、理化鉴别)与质量评价(经验鉴别、含量测定)。

　　(3)能够对金钱草与广金钱草,藿香与广藿香,石斛与铁皮石斛,蒲黄与松花粉等易混淆药材进行鉴别。

　　2.能力目标

　　(1)熟练掌握重点药材的鉴别特征和方法,具有鉴别全草类真伪优劣的能力,初步具备对全草类中药进行质量评价的能力。

　　(2)通过本章节在线课程及线下课程的内容的学习,提高学生自主学习和思考总结能力,对全草类药材的混伪品及影响其质量的因素进行总结。

　　(3)引导并培养学生根据学习目标查阅文献资料,撰写课程论文的能力,通过小组讨论,互相提问,培养学生的中医药思维和科学表达能力。

　　(4)通过全草类的学习贯彻使用中药鉴定的方法,掌握来源鉴定、性状鉴定、显微鉴定、理化鉴定及生物鉴定五大鉴别技术,了解各个技术的优缺点,初步具备鉴定中药真、伪、优、劣的鉴别能力。

　　3.思政目标

　　(1)通过学习本章,学生能熟练掌握重点全草类的鉴别特征和方法,举一反三,引发学生对中药及中药鉴定的兴趣,端正学生的学习态度,引导学生积极、主动地对中药及中药鉴定的知识进行追求和探索,充分激发学生的积极能动性,建立学生的学习信心,提高学生的学习能力,从而达到更好的教学效果。

(2)中药市场上常见真伪混杂、良莠不齐的现象,往往有消费者上当受骗,以致对中药产生误解、失去信任。通过学习本节,学生能初步具备鉴别全草类中药真伪优劣的能力,对中药及中药鉴定产生信心,更加热爱中药及中医药文化,对中医药文化进行传承和发扬。

【相关知识板块的思政元素分析】

1. 古为今用、辨证取舍、推陈出新的思想。
2. 不畏艰难、永攀高峰的科学精神。
3. 法律法规等相关遵纪守法思想教育。

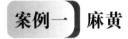

案例一　麻黄

一、案例

麻黄来源于麻黄科植物草麻黄、中麻黄或木贼麻黄的干燥草质茎,为本章的重点药材。麻黄始载于《神农本草经》,被列为中品,"主治中风、伤寒头痛,温疟,发表出汗,去邪热气,止咳逆上气,除寒热,破癥坚积聚"。《伤寒论》中有明确记载,麻黄为发汗解表第一要药,麻黄汤为风寒表实证第一要方。在现代中医临床中,麻黄用于流行性感冒、哮喘、支气管炎及风湿性疾病等多种疾病的治疗,尤其是新冠疫情期间,以麻黄为主的方剂"三方三药"发挥了重要作用。因此,我们可以挖掘麻黄从古至今的应用案例及典故,历代名医用其维护人民健康的相关事迹,从治病救人、家国情怀、医德医风及仁心仁术等多方面进行思政案例总结。同时,麻黄碱的发现与应用更体现了近代药学家追求真理的科学精神。具体分述如下。

(一)麻黄的应用历史启示中医药的不断发展创新

麻黄汤为中医经典名方解表剂,关于其用法记载从《伤寒论》到《千金翼方》《太平惠民和剂局方》《小儿药证直诀》及《奇效良方》等中医经典中均有记载,现代中医临床仍将其作为治疗流行性感冒及支气管炎等疾病的首要方剂。2018 年 4 月 13 日,国家中医药管理局发布的《古代经典名方目录》(第一批)中第 4 首为麻黄汤。张仲景用麻黄汤治疗外感风寒表实证,并对其有一定的化裁,形成麻黄汤类方,后世医家进一步地衍化使用,拓展了麻黄汤及其类方的临床应用范围。古今以麻黄汤加减方达 40 首,且被广泛用于治疗各种疾病,在内科、外科、妇科、儿科、男科、耳鼻喉科、推拿科等疾病治疗方面取得了良好的效果。现代中医临床将麻黄汤类处方用于内科的风湿性疾病、循环系统疾病、呼吸系统疾病、消化系统疾病、神经系统疾病和泌尿系统疾病等,特别是新冠疫情期间,以麻黄汤为首的处方形成的"三方三药"的疗效显著,减轻了患者痛苦。时至今日,中医药理论不断创新,经典名方在新的时代背景下,保证了广大人民群众的健康,守护了中华民族的生存繁衍。

(二)麻黄碱的研究启示中医药现代化的科学精神

麻黄碱是一种有机胺类生物碱,日本化学家长井长治在1885年从麻黄中提取了麻黄碱,随后,这一药品作为扩瞳的药物在日本和德国上市。然而,真正把麻黄碱作为治疗哮喘等呼吸道疾病的药物推向世界的是中国药理学家陈克恢。在20世纪20年代,陈克恢持续不断地对麻黄进行研究,最终分离出了麻黄碱和左旋麻黄碱,发现麻黄碱具有拟交感神经作用,可以使颈动脉压长时间升高,心肌收缩力增强,血管收缩,支气管舒张。1924年,他在最有权威的药理杂志上报告了这一发现,并在美国实验生物与医学学会北京分会上作了初步报告,宣布麻黄碱有拟交感神经作用。这一发现得到了全世界药理学界的公认,也为麻黄碱在医学领域的广泛应用奠定了基础。

麻黄碱是传统中医药通过现代科学研究得到的产物,阐述了麻黄治疗呼吸道疾病的科学内涵,为麻黄碱的医学应用开辟了新的道路,将传统中医药与现代科学精神完美融合,树立了从天然产物中寻找先导化合物开发新药的典范,也为研究和开发祖国医药宝库指明了道路。陈克恢等老一辈药理学家追求科学的精神、攀登科学高峰的精神激励了一代又一代中医药人寻找中药治病的药效物质,阐述中药的科学内涵,推动中药现代化的进程。

(三)加强法制思想教育,明确麻黄管控的法治依据

麻黄碱为苯丙胺类生物碱,冰毒的化学名称为甲基苯丙胺,麻黄碱与甲基苯丙胺结构式相似,麻黄碱去掉一个羟基即为去氧麻黄碱,这个改变在催化剂存在的条件下加氢还原就可以产生,制造过程相对简单。不法分子利用麻黄作为原料药,经过结构改造,形成甲基苯丙胺,因此,应对麻黄及含麻黄碱类制剂进行严格管控。2013年5月,最高人民法院、最高人民检察院、公安部、农业部、国家食品药品监督管理总局联合印发《关于进一步加强麻黄草管理严厉打击非法买卖麻黄草等违法犯罪活动的通知》(公通字〔2013〕16号),要求进一步加强麻黄草管理,严厉打击非法买卖麻黄草等违法犯罪行为。药品生产企业需要严格按照《药品生产质量管理规范》进行生产和质量管理,特别是麻黄草收购、产品加工和销售环节,需要建立完善的台账,并保存至少2年以备查。

二、教学设计与实施过程

教学环节	教学活动	思政设计
导入新课	内容:展示药材饮片,通过设问,引导学生回顾张仲景《伤寒论》及《中药学》开篇第一药,引出本节课讲述的药材——麻黄。 问题串: "麻黄的经典方剂有哪些?" "三方三药的内容有哪些?" "麻黄的功效是什么?"	通过对中医药经典的回顾,引发学生对中医药文化的热爱,激发学生的文化自信和对中医药的自豪感。

教学环节	教学活动	思政设计
鉴定方法	内容:来源、性状、显微、理化、生物鉴别。 回顾中药基本鉴定方法,综合掌握中药的鉴定方法,并引发对中药鉴定方法发展的思考。	通过中药鉴定方法的发展,引发学生对科学技术发展及中药现代化的思考。
性状鉴定	内容:草麻黄呈细长圆柱形,少分枝,直径1~2 mm。有的带少量棕色木质茎。表面淡绿色至黄绿色,有细的纵棱线,触之微有粗糙感。节明显,节间长2~6 cm,节上有膜质鳞叶,长3~4 mm,裂片2(稀3),锐三角形,先端灰白色,反曲,基部常联合成筒状,红棕色。质轻脆,易折断,断面略呈纤维性,周边为绿黄色,髓部呈暗红棕色,近圆形。气微香,味涩、微苦。 问题:结合药材饮片实物及照片对比草麻黄、中麻黄、木贼麻黄的异同,从而使学生更好地掌握麻黄的性状和鉴别特征。	对传统中药鉴别经验的继承和发扬,树立学生的中医药专业自信,立志学好专业,扎根专业,回报社会。
显微鉴定	内容:①表皮组织碎片甚多,细胞呈类长方形,外壁布满颗粒状细小晶体;气孔特异,内陷,保卫细胞侧面观呈哑铃形或电话听筒形;角质层极厚,常破碎,呈不规则块状。②纤维多,木化或非木化,狭长,壁厚,胞腔狭小,常不明显,壁上附有众多细小的砂晶和方晶。③导管分子端壁具麻黄式穿孔板。④髓部薄壁细胞壁增厚,内含红棕色物,常散出。 问题:结合横切面及粉末显微照片对比草麻黄、中麻黄、木贼麻黄的异同,从而使学生更好地掌握麻黄的性状鉴别特征。	培养传承精华和守正创新的发展精神,激发民族自豪感和使命感。
理化鉴定	内容:麻黄的主要化学成分、药理作用、含量测定。	介绍麻黄化学成分、药理作用、安全性等的研究进展,引发学生对科学的热爱,培养学生的中医药思维。
思维拓展	通过讲解麻黄碱和甲基苯丙胺(冰毒)化学成分的差异,同学们能了解麻黄类中药材购买时限量的原因。	引发学生对科学发展的思考,对中医药现代科学技术的求知欲,培养学生的中医药思维,树立学生的中医药文化自信。
课后作业	探讨麻黄和麻黄碱及麻黄提取物的区别有哪些?以麻黄碱的含量评价麻黄的质量是否科学?	引导学生总结课堂知识,拓展思维,查询资料,撰写论文,培养学生的中医药思维和科研能力。

教学环节	教学活动	思政设计
前沿拓展	从中医药目前存在的问题及发展方向进行思考。	培养学生科研素养、批判性思维及中医药思维。

三、教学反思与改进

1.麻黄为常用中药材,在课程教学中以麻黄为例进行中药鉴定学内涵和外延的讲述,不仅能够拓展专业知识,融入中医药等相关的思政元素,而且学生能深刻体会到中医药文化的深厚底蕴,增强学生的中医药文化自信,坚定学生的专业自信。

2.师生互动是一种非常有效的教学方式,增加师生互动、生生互动环节,改变单向知识的传递,促使学生思考、活跃课堂气氛,要让学生进行知识整合与思政问题思考,才能更好地达到思政无声融入课程的培养目标。

参考文献

[1]国家药典委员会.中华人民共和国药典(2020年版)·一部[M].北京:中国医药科技出版社,2020.

[2]田楠楠,杨茜和,朱雅暄,等.麻黄的化学成分及其药效作用和药代特征[J].中国中药杂志,2022,47(13):3409-3424.

[3]刘丛颖,丛竹凤,贺梦媛,等.麻黄治疗呼吸系统疾病的研究进展及质量标志物预测分析[J].中华中医药学刊,2022,40(10):175-181,277.

[4]李恒阳,丁笑颖,张丹,等.经典名方中麻黄的本草考证[J].中国实验方剂学杂志,2022,28(10):102-110.

[5]王玉梅,胡青,孙健,等.一测多评法同时测定麻黄配方颗粒中5种生物碱[J].中成药,2023,45(5):1438-1442.

[6]彭欣,秦林.从清肺排毒汤辨治新型冠状病毒肺炎论麻黄在温热病中的应用[J].山东中医药大学学报,2022,46(1):7-13.

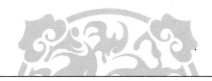

第十二章　藻菌、地衣类中药

藻菌、地衣类中药均属于低等植物来源的药材,组成较为简单但是形式多样,多具独特的形态。该类药材中茯苓为常用的药食同源类药材,使用广泛。冬虫夏草为名贵药材,且具有一定的神秘感,可引起学生的学习兴趣。

【教学目标】

1. 知识目标

(1)掌握灵芝、冬虫夏草、茯苓、猪苓的来源、产地、采收加工、化学成分、真实性鉴定(性状、显微、理化鉴别)与质量评价(经验鉴别、含量测定)。

(2)熟悉海藻、雷丸、马勃、松萝的来源、化学成分、真实性鉴定(性状、显微、理化鉴别)与质量评价(经验鉴别、含量测定)。

(3)掌握易混淆菌类中药的鉴别方法,如猪苓和茯苓;掌握贵重藻菌类中药的鉴别方法,如冬虫夏草。

2. 能力目标

(1)能够使用中药鉴定学方法辨识藻菌类药材,并能够对重点药材进行质量评价。

(2)能够准确鉴别易混淆类药材,并根据藻菌类药材的特点准确总结其鉴别要点。

(3)能够通过查阅文献掌握藻菌类中药的最新研究进展。

3. 思政目标

(1)培养学生民族自豪感及文化自信。

(2)培养学生勇于开拓不断进取、克服困难、永攀科学高峰的决心。

(3)培养学生爱岗敬业的工匠精神。

【相关知识板块的思政元素分析】

1. 中国传统文化与中医药的关系。

2. 工匠精神。

3. 勇攀科研高峰的精神。

案例一 冬虫夏草

一、案例

冬虫夏草为麦角菌科真菌冬虫夏草菌寄生在蝙蝠蛾科昆虫幼虫上的子座及幼虫尸体的干燥复合体。由于冬虫夏草生长环境严峻且数量稀少,故自古以来都为名贵药材。冬虫夏草独特的形式展示了我国中药的博大精深,同时也显现出古人在探索药物时的智慧。由于近年来,冬虫夏草价格不断攀升,市场上以假乱真、以次充好的现象也偶有出现,这需要药学工作者肩负守护国民健康的重任。通过深入挖掘该方面的思政素材,帮助学生更好地理解冬虫夏草的知识点,同时培养其民族自信、文化自信及责任感。具体分述如下。

（一）冬虫夏草与民族文化

冬虫夏草为真菌类药材。冬季时,蝙蝠蛾的幼虫由于感染了冬虫夏草菌而蛰伏于地下,形成"冬虫"的形态。春季子座冲出地面,向上生长,到了夏季形成"夏草"的形态。从冬虫夏草的生长历程可看出中药具有丰富的形式且博大精深,古人通过实地观察和深入研究发现冬虫夏草的生长规律,从而将其药用。同时也将中药与文化相结合,如蒲松龄在了解冬虫夏草生长规律后曾赋诗:冬虫夏草名符实,变化生成一气通。一物竟能兼动植,世间物理信无穷。在感叹冬虫夏草神奇的同时,也道出自然界神秘莫测。由此可知,我国古人对于自然界有着孜孜不倦的探索,从而激发学生的民族自信和文化自信。

（二）冬虫夏草真伪鉴别与职业操守

冬虫夏草为贵重药材,在市场上常有以假乱真、以次充好的现象。通过冬虫夏草重点知识的学习,学生需要从形状、颜色、气味、大小、表面环纹、断面、质地等逐一了解冬虫夏草的鉴别点。最后将冬虫夏草与一些常见的非正品虫草,如亚香棒虫草、新疆虫草、凉山虫草等逐一比较,着重阐明冬虫夏草的性状鉴别三要素在于虫体的足、环纹和消化线。通过正品及伪品的对比,学生意识到中药市场中存在不规范的现象,而该现象较为隐秘,需要通过专业课程的不断学习与更新,才能具备火眼金睛,辨伪存真。一些药学工作者在经济利益的驱动下也会从事冬虫夏草不规范的生产和销售。通过此案例,教导学生具有执业操守,"提高药品质量,保证药品安全有效,实行社会主义人道主义,全心全意为人民健康服务"是药学工作者职业道德的基本原则。作为中药学专业的学生,应树立正确的医学伦理观念,尊重生命,充分认识药物应用的终极目标是保障人类持续的健康。要遵纪守法、诚实守信,恪守学术道德规范,养成依法工作的观念,能以国家各项医药管理法规和行业准则规范自己的职业行为;在职业活动中,严格遵守职业道德,敢于维护人民健康利益,并志愿为中医药事业发展和人民生命健康奋斗终身。

（三）冬虫夏草人工培养技术

冬虫夏草是《中国药典》收载的中药品种,是名贵的滋补品,被誉为中华医药的瑰宝。

冬虫夏草是中国青藏高原高海拔地区的珍贵物种,因其滋补效果优良、采集困难、资源稀缺,故而价格昂贵。中国对冬虫夏草资源的利用长期处于"越挖越贵,越贵越挖"的困局,冬虫夏草资源日趋减少,产地生态环境遭到破坏的程度日益增大。冬虫夏草的人工培育研究从 20 世纪 80 年代起成为研究热点。早期冬虫夏草的培育主要是无性型及相关真菌的发酵产品。由冬虫夏草菌发酵菌丝体生产的"百令胶囊",作为国家中药一类新药,已被用于治疗慢性肾衰竭、2 型糖尿病、尿路感染、肝脏疾病、哮喘、结核及辅助治疗肿瘤等,相关药物还有金水宝、宁心宝等药物。冬虫夏草有性型的培养一直是技术难题,要培育冬虫夏草全草,首先必须解决其寄主昆虫的规模化养殖问题。冬虫夏草寄主昆虫蝙蝠蛾主要在高寒地区繁衍,对生长环境要求极为苛刻,生长周期长,大部分种类需要 3 年才能完成 1 个世代,而且大部分时间在土壤中生活,不便观察研究,给冬虫夏草的人工培育带来了寄主昆虫难于人工传代饲养、接菌方案验证周期长等难题。在我国科学家孜孜不倦地努力下,终于在 2015 年攻坚克难,实现了冬虫夏草有性型的人工繁育,从此扩大了冬虫夏草的来源,解决了冬虫夏草濒危的问题。通过此案例教导学生,我们不仅要继承好古人长期总结出来的优秀经验成果,也要在技术创新、制备工艺、设备更新等方面不断进行完善,结合中医药产业发展现状,深入探索药物研发关键环节的新技术、新方法,从而有效促进和推动中医药事业长远发展,真正做到传承精华,守正创新。

(四)冬虫夏草的采收与生态环境

冬虫夏草主要生长于青藏高原的高山草甸区,由于价格昂贵,吸引大量当地及外地民众采挖。大量人群涌入高山草甸区,对当地自然环境造成极大的影响,草地被踏平,垃圾遍布等现象极大影响了当地的动植物生长,同时又造成冬虫夏草资源的枯竭。通过该案例教导学生认识到中药为自然资源,取用需有度,在资源的开发过程中要注意环境、经济及社会各方面的平衡,才能做到资源的可持续利用。

二、教学设计与实施过程

教学环节	教学活动	思政设计
导入环节	内容:播放冬虫夏草的短片,让学生初步了解该药材,感受药材神奇之处,引起学生兴趣。 问题串: "大家听说过冬虫夏草吗?" "冬虫夏草名字中既有植物又有动物,那它到底是什么呢?" "冬虫夏草是一味昂贵的药材吗?"	由案例引出问题串,为后面授课重点内容和相关思政点的提出做好铺垫。

教学环节	教学活动	思政设计
药材的形成过程	内容:以讲故事的形式,给学生讲述冬虫夏草的形成过程,重点以其名称中"虫"和"草"为线索,讲述蝙蝠蛾幼虫被侵染及子座长出地面的过程,通过药材形成过程讲授,让学生进一步理解其基源和名称。	冬虫夏草为名贵药材,其形成过程复杂,药材形式变化较多。由此也告诉学生中药博大精深,神秘莫测,让学生敬畏自然。由此可知,我国古人对于自然界有着孜孜不倦的探索,从而激发学生的民族自信和文化自信。
产地采制	内容:通过视频播放冬虫夏草的采收过程,首先让学生在观看后自己总结冬虫夏草采收的要点,并引导其发现该采收所引发的生态和环境问题。	贵细药材所产生的经济效益引发大量民众对冬虫夏草进行采挖,不加限制的攫取造成了青藏高原环境及生态的破坏,进一步造成药材的濒危,从而形成恶性循环。引导学生认识到中药为自然资源并非取之不尽用之不竭,在资源的开发及利用中要注意与生态及环境的平衡。
形态鉴别	内容:冬虫夏草的性状和显微鉴别,以图文结合的方式讲解,幻灯片播放药材的性状和显微特征放大图片,同时配合药材实物,给学生直接的感官体验,加深学习记忆。	冬虫夏草为贵重药材,其真伪优劣鉴别尤为重要,关系到患者的经济和健康利益,作为药学工作者,工作态度与能力关系到每一位患者的用药安全,承担着重大责任与使命,要不断提升自己的职业素养与职业道德水平。
理化鉴别	内容:主要讲述冬虫夏草中的化学成分及如何通过现代技术表征化学成分。 问题串: "冬虫夏草中主要的成分是什么?可以通过何种方式鉴别?" "为什么冬虫夏草化学成分方面研究较少?"	从冬虫夏草化学研究较少,引出冬虫夏草资源匮乏的现状。同时举例多种濒危、稀有中药,由于资源的贫乏严重阻碍该类药材的研究与开发。鼓励学生发散思维,从行业的难点、痛点出发,深入研究从而解决实践中的问题。
冬虫夏草人工栽培	以时间为主线,讲述冬虫夏草人工培养历程、不同时代冬虫夏草相关人工培养品的形式及特点、冬虫夏草人工培育的难点。	引导学生不仅要继承好古人长期总结出来的优秀经验成果,也要在技术创新、制备工艺、设备更新等方面不断进行完善,结合中医药产业发展现状,深入探索药物研发关键环节的新技术、新方法,从而有效促进和推动中医药事业长远发展,真正做到传承精华,守正创新。

三、教学反思与改进

1. 教学反思

(1)对于一些藻菌类药材学生日常接触较少,学生对此类药材比较陌生,学习兴趣不足。

(2)冬虫夏草为名贵药材,网络和相关媒体对其宣传较多,其中不乏错误信息,学生易受相关错误信息的误导,影响本节重难点知识的掌握。

2.改进

(1)藻菌类药材中一些药材为药食同源中药,课前可先向学生展示相关产品,同时布置调研任务,如调查市场上含有茯苓的食品有哪些? 大家是否购买过。让学生先从生活中了解此类药材,提高学生的学习兴趣。

(2)针对媒体对冬虫夏草的一些宣传,可以播放学生看到过的相关视频,针对本节重难点知识,针对性地对媒体的宣传进行辟谣及纠正,指导学生正确看待网络媒体信息。

参考文献

[1]郑依玲,梅全喜,李文佳,等.冬虫夏草的药用历史及现代服用方法探讨[J].中药材, 2017,40(11):2722-2725.

[2]韩日畴,吴华,陶海平,等.中国冬虫夏草研发70年[J].应用昆虫学报,2019,56(5): 849-883.

第十三章 树脂类中药

树脂类中药是从植物体内得到的正常代谢产物或其割伤后的分泌产物,具有芳香开窍、活血祛瘀等功效,在冠心病、心绞痛等疾病的治疗中具有显著疗效,在中成药中应用较多,有的还作为填齿料及硬膏制剂的原料。树脂类药材多为种子植物,生产采收工艺复杂,形成的机理和理化性质各异。通过将教材内容与生活联系,激发学生的学习热情。

【教学目标】

1. 知识目标

(1)能够掌握苏合香、乳香、没药、阿魏的来源、产地、采收加工、化学成分、真实性鉴定(性状、显微、理化鉴别)与质量评价(经验鉴别、含量测定)。

(2)能够掌握安息香、血竭的来源、化学成分、真实性鉴定(性状、显微、理化鉴别)与质量评价(经验鉴别、含量测定)。

(3)能够对树脂类易混淆药材进行鉴别。

2. 能力目标

(1)能够使用规范的中药鉴定学方法辨识临床常见树脂类类药材,并能够对重点药材进行质量评价。

(2)能够对患者和公众进行树脂类药材选购和合理贮藏等方面进行宣传教育。

(3)通过在线课程发布学习资料和预习任务,提高学生自主学习和思考总结能力。

3. 思政目标

(1)通过课程思政内容学习,增强学生文化自信和民族自信。

(2)激发学生对中医药事业的热爱,成为勇于担当的社会主义接班人。

【相关知识板块的思政元素分析】

1. 乳香成为中医药所形成的文化自信。

2. 乳香经过丝绸之路流通所形成的民族自信。

3. 学习乳香的相关知识,培养中医药思维能力。

案例一　乳香

一、案例

乳香产于非洲、中亚地区，目前多以进口为主。从历史记载来看，乳香的来源包括古罗马帝国、印度孟买等地区，沿海上丝绸之路或西北丝绸之路传入中国，作为香料或药物使用。由于乳香的来源复杂，形态多样，混伪品多有存在。乳香为一种外来药，从汉代开始使用，延续至今，演变成为传统中药，彰显中药理论海纳百川的开放与包容。因此，通过挖掘乳香相关的思政元素，将其融入课程知识体系中，达到提升学生综合能力、树立正确价值观的目的。具体分述如下。

（一）乳香在我国中医药中的发展

乳香以"薰陆香"为名始载于汉代《名医别录》，直至唐代《本草拾遗》首次有以"乳香"为正名的记载，此后本草书籍基本使用"乳香"一名。在中国古代，乳香主要是一种熏香，常放在熏炉中焚烧散味，中国传统文献又称之为薰陆香，推测薰陆即熏炉之讹。从唐代起，薰陆香的药用价值被不断开发，相关药用记载增多。宋代开始后，由于香文化的盛行，乳香逐渐从贵族走向民间、从书阁走向市井，到了明代已成为重要的中药材。乳香从一个外来香料，在中医药的发展中，逐渐成为重要的中药，表明了中医药文化的兼容并蓄，中华民族、中医药文化具有很强的包容性，帮助学生理解人类命运共同体的思想。

（二）乳香产地的变迁

唐代之前文献多认为薰陆香出"大秦"。"大秦"为中国古代对罗马帝国及近东地区的称呼，地处亚洲、欧洲和非洲。唐代以后乳香出"天竺"，《本草衍义》提及薰陆香出"南印度界阿吒厘国"，即古印度，包括印度、巴基斯坦、孟加拉国等。《本草纲目》称乳香"南番诸国皆有"，《本草从新》和《本草害利》记载乳香"出诸番"。"南番""南番诸国""诸番"均指海上丝绸之路沿线国家，包括今北非、东非、阿拉伯、中亚、南亚、东南亚等国家，基本囊括了当下国内市场上流通的乳香主产地，如索马里、埃塞俄比亚、苏丹、肯尼亚及阿拉伯半岛等地。从乳香的产地可以看出，自汉代以来，中国与世界各国的交往频繁，丝绸之路成为连接不同区域间文化交流的桥梁，促进了民族之间的不断融合。

（三）乳香的真伪鉴别

由于乳香作为树脂类药材，来源广泛而又品质不一，市场上也容易出现伪劣产品。历代均以圆大如乳头、透明者为品质最佳。而其颜色"紫赤如樱桃"与今评价标准差异大，推测因古代乳香珍贵稀少，人们误将其他珍贵树脂或杂有其他树脂的乳香作为优质乳香来评价。把乳香的鉴别作为一个案例介绍，提升学生的职业技能的同时，加强学生的职业道德感。

（四）乳香与丝绸之路的关系

乳香通过丝绸之路传到我国，作为历史上连接东西方的重要商贸通道，丝绸之路在方便国家间商品贸易的同时,也加快了区域间的文化交流,促进各民族的融合与发展。在"丝绸之路经济带""21世纪海上丝绸之路""一带一路"倡议中,丝绸之路为世界发展带来新机遇,为中国发展注入新活力,为构建人类命运共同体搭建新平台,共同把这条造福世界的幸福之路铺得更宽更远,书写国家互利共赢、人民相知相亲、文明互学互鉴的丝路新篇。

二、教学设计与实施过程

教学环节	教学活动	思政设计
导入环节	内容:由古人熏香的图片、乳香的图片等场景引出有关乳香名字、来源、产地和功效等的疑问,提出问题。 问题串: "乳香是一种香料吗?" "乳香是来自于哪里?" "中国产乳香吗?" "乳香有哪些成分、功效?"	由案例引出问题串,为后面授课重点内容和相关思政点的提出做好铺垫。
本草考证	内容:按历史发展脉络讲解乳香在我国的使用历史。乳香在汉代已经从古罗马地区流入,后又从印度流入,现代的产区主要集中在索马里、埃塞俄比亚及阿拉伯半岛南部。在西方常作为香熏料用于宗教场合祭拜神灵。唐代以前乳香名为薰陆香,作为熏香使用,唐代之后作为中药材广泛使用。随着丝绸之路的繁荣,宋代乳香的应用范围越来越广泛,从贵族走向了民间。近现代以来,乳香的成分和药理作用研究不断深入,其功效特点进一步明确,被《中国药典》以乳香之名收载。	乳香的历史变迁与丝绸之路的繁荣发展有着密切的联系。讲述乳香的应用历史,引导学生在认识中国传统药学知识的同时,激发学生的文化自信和民族自豪感。
产地采制	内容:图文结合讲解乳香药材的产地与采收加工内容,并强调其与性状鉴别特征的相关性,加强学生的记忆。 强调因采收、加工方法不同所造成的质量差异。	采收加工是药材的重要环节之一。引导工作学习要注重细节,细节决定成败。
形态鉴别	内容:乳香药材的性状和显微鉴别,以图文结合的方式讲解,幻灯片播放药材的性状和显微特征放大图片,同时配合药材实物,给学生直接的感官体验,加深学习记忆。	乳香药材来源复杂,真伪优劣鉴别尤为重要,关系到患者的经济和健康利益,作为药学工作者,工作态度与能力关系到每一位患者的用药安全,承担着重大的责任与使命,要不断提升自己的职业素养与职业道德水平。

教学环节	教学活动	思政设计
理化鉴别	内容:乳香药材的化学成分及其质量评价。介绍乳香药材中所含的化学成分种类,并分析各成分与乳香功效和性状之间的关系,使抽象的知识点间形成关联,加深学生的理解与记忆。 问题串: "乳香的药效成分是什么?" "不同产地乳香药材的成分有哪些区别?"	通过梳理乳香所含化学成分与药效和性状特征之间的内在联系,引导学生领会中药材质量评价体系建立和药用资源开发的方法,引导同学们思考中医药守正创新的研究方法,树立辨证的中医药思维方式。
小结	小结:引导学生梳理乳香药材鉴别的各项知识点。注重将具体的乳香药材性状、显微鉴别特征与抽象的知识点,如理化鉴别、质量控制指标、所含化学成分间进行联系,使不同鉴别方法之间形成"联系网"。	通过梳理乳香药材鉴别的各项知识点,学生不仅能够掌握乳香药材鉴别的各项知识点,还可以培养其严谨的科研态度和逻辑分析能力。
情景模拟	情景模拟:给出不同乳香混伪品图片,学生讨论并找出优质乳香药材。 引导学生参与互动并思考,利用刚刚所学知识解决实际问题,使知识及时内化,提高解决复杂实际问题的高阶能力。	药品的真伪和质量将直接影响到消费者的生命和财产安全。通过介绍乳香的市场混伪情况,激发学生的职业道德感。
前沿拓展	前沿拓展:介绍经典名方中乳香药材的基原考证,明确乳香的药用历史。介绍乳香的主要成分和综合药理作用研究进展,为以后可能的人工合成奠定基础,提高药材质量。	以乳香药用资源开发研究前沿进展,展示我国科研工作者在面对困难和挑战时,不畏艰辛、勇攀高峰的创新精神,以此点燃学生的科研兴趣,培养学生的科研思维。

三、教学反思与改进

1.教学反思

(1)学生的基础水平有差异,导致知识掌握程度不同步。

(2)大部分同学对乳香药材较为陌生,部分内容讲解需要多方面拓展。

2.改进　接下来的教学中,注重课前资料的发放和问题的导入,提前做好预习。课堂中加强互动,注意与重点内容相关知识、情景的引入,活跃课堂气氛,激发学生学习热情;课后及时布置作业,巩固基础知识,拓展学生新知识。

参考文献

[1]周海燕,王青青,张奇,等.经典名方中乳香的本草考证[J].中国实验方剂学杂志,2024,30(4):55-66.

[2]叶琪,苏宏娜,杨艺,等.乳香有效成分治疗冠心病的作用机制研究进展[J].中草药,2023,54(16):5379-5389.

第十四章 动物类中药

动物类中药药用历史悠久,使用范围广泛,不仅在中医临床上有广泛的应用,而且在保健品、化妆品、食品、工艺品等领域也有广泛的应用。古代认为动物药属"血肉有情之品",现代研究表明,动物类中药所含化学成分类型与人体本身较为接近,动物类中药往往疗效更为显著。本章的内容与生活联系紧密,药材色彩形态丰富,易于引起学生的求知欲望。

【教学目标】

1. 知识目标

(1)熟练掌握重点药材地龙、水蛭、石决明、珍珠、全蝎、蜈蚣、蟾酥、龟甲、蛤蚧、金钱白花蛇、蕲蛇、麝香、鹿茸、牛黄、羚羊角的来源、产地、采收加工、化学成分、真实性鉴定(性状、显微、理化鉴别)与质量评价(经验鉴别、含量测定)。

(2)掌握牡蛎、土鳖虫、斑蝥、僵蚕、蜂蜜、海马、哈蟆油、鳖甲、乌梢蛇、熊胆粉的来源、化学成分、真实性鉴定(性状、显微、理化鉴别)与质量评价(经验鉴别、含量测定)。

(3)了解海螵蛸、桑螵蛸、蝉蜕、海龙、鸡内金、穿山甲、五灵脂、阿胶的来源、化学成分、真实性鉴定(性状鉴别)与质量评价(经验鉴别、含量测定)。

(4)能够对龟甲与鳖甲,金钱白花蛇、蕲蛇与乌梢蛇等易混淆药材进行鉴别。

2. 能力目标

(1)能够使用规范的中药鉴定学方法辨识临床常见动物类药材,并能够对重点药材进行质量评价。

(2)能够对患者和公众进行动物类药材选购和合理贮藏等方面进行宣传教育。

(3)通过在线课程发布学习资料和预习任务,提高学生自主学习和思考总结能力。

3. 思政目标

(1)通过课程思政内容学习,能够领悟前辈们追求卓越、刻苦务实的工匠精神。

(2)燃起对中医药事业的热爱,成为具有国际视野、家国情怀、勇于担当的社会主义接班人。

(3)培养对动物药资源保护和合理开发利用、人与自然和谐共生的绿色发展观。

(4)培养知法懂法、遵纪守法的法律意识。

【相关知识板块的思政元素分析】

1.爱国情怀,文化自信。

2.传承精华,守正创新。

3.严谨求实,精益求精,实践论证,求真务实,勇于探究,敢于创新的科学精神。

4.人与自然和谐共生,资源保护与可持续发展的绿色发展观。

5.大医精诚、仁心仁术,以人为本,爱民之心。

6.传承经典 弘扬文化。

7.知法懂法,遵纪守法的法律意识。

案例一 珍珠

一、案例

珍珠为本章的重点药材,珍珠的珍贵自古以来为人所熟知。珍珠不仅用作首饰,其美容、养颜、护肤、明目等功效也不断得到重视。由于资源稀少、采珠困难,珍珠的价格曾经极其昂贵。珍珠在市场上曾出现较多混伪品。我国古代曾有"佛像珍珠"的养殖方法,可惜后来失传。现代人工养殖正圆游离珍珠的方法最早由日本的御木本幸吉发明,后传入我国。科研人员的不断努力和劳动人民的勤劳智慧使得珍珠养殖的方法得到极大的发展,如今,我国淡水珍珠的产量已占全世界的95%以上。中国人民对珍珠养殖的学习与发扬体现了中华民族开放包容的态度和不断创新进取的精神。中国的珍珠随着"一带一路"走向全世界,造福了全世界的广大人民。因此,我们可以深入挖掘这方面的思政素材,并将这些素材有机地结合到课程知识点内容中。这样可以帮助同学们在理解中国文化、科学精神的同时,更好地掌握本节课程的重点和难点知识。具体分述如下。

(一)历史中对珍珠的记载

中国是世界最早开采和利用珍珠的国家之一。早在4000多年前的《海史·后记》中,就有"禹帝定南海鱼草、珠玑大贝"为贡品的记载,"珠玑"即珍珠。这也是我国历史上关于珍珠的最早记录。《尚书·禹贡》有"淮夷蠙珠暨鱼"的记载,认为淮夷地区盛产珍珠和鱼。《诗经》《山海经》《尔雅》《管子》《周易》等古书中均有对珍珠的记载。《史记·龟策列传》中载"明月之珠,出于四海"。我国的珍珠文化源远流长,先秦时人们已对珍珠的产地有了一定的认识,珍珠以其特有的美丽珠光和珍稀被作为贡品和王公贵族的装饰,成为权力和地位的象征。

在我国古代,也有许多与珍珠有关的传说和典故,如"鲛人对月泣珠""明珠射体孕西施""隋侯珠"等。晋代干宝《搜神记》中记载:"南海之外,有鲛人,水居如鱼,不废织绩,其眼泣,则能出珠。""鲛人泣珠"反映了古人对珍珠来源的神话想象,而"隋侯珠"的故事中,大蛇衔珠以报,"夜明珠"又象征着知恩图报的美好品质。《搜神记》中又载"隋县溠水侧,有断蛇丘,隋侯出行,见大蛇,被伤中断,疑其灵异,使人以药封之。蛇乃能走。因号其处'断蛇丘'。岁余,蛇衔明珠以报之。珠盈径寸,纯白,而夜有光明,如月之照,可以烛室。故谓之'隋侯珠',亦曰'灵蛇珠',又曰'明月珠'"。"合浦珠还"的故事中,珍珠去而复还的背后,不仅体现出"德政""爱民"的思想,更表明了资源保护的重要性。《后汉书·孟尝传》中记载:"尝……迁合浦太守。郡不产谷实,而海出珠宝,与交址比境,常通商贩,贸籴粮食。先时宰守并多贪秽,诡人采求,不知纪极,珠遂渐徙于交趾郡界。于是行旅不至,人物无资,贫者饿死于道。尝到官,革易前敝,求民病利。曾未逾岁,去珠复还,百姓皆反其业,商货流通,称为神明。"

珍珠是珍贵美好的象征,与珍珠有关的成语数不胜数,如"珠光宝气""珠圆玉润""珠联璧合""掌上明珠""沧海遗珠""珠玉在前""买椟还珠"等。诗词歌赋中的珍珠又多了一分浪漫的文学色彩。如李商隐《锦瑟》中"沧海月明珠有泪,蓝田日暖玉生烟"。《陌上桑》中的秦罗敷"头上倭堕髻,耳中明月珠。缃绮为下裙,紫绮为上襦"。白居易《暮江吟》中"可怜九月初三夜,露似真珠月似弓"。《琵琶行》中的琵琶女"嘈嘈切切错杂弹,大珠小珠落玉盘"。李白《怨情》中"美人卷珠帘,深坐蹙蛾眉"。杜牧《赠别二首》有"春风十里扬州路,卷上珠帘总不如"。

古代的珍珠全靠人工采蚌取珠。汉代,随着南海地区的开发,古代采珠业有了初步发展,统治者开始在相关产珠地区设置行政建制。元鼎六年(公元前111年),汉武帝平西南夷,设立南海、苍梧、郁林、合浦、交阯、九真、日南、珠崖、儋耳九郡。其中,珠崖郡(今海南省海口市)和合浦郡(治今广西合浦县)成为珍珠的主要产区。关于"珠崖"一名的由来,颜师古注曰:"在大海中崖岸之边,出真珠,故曰珠崖"。南北朝到唐朝,廉州(合浦地区廉州江东)出现了"珠市"。采珠业虽得到不断发展,但蜑民潜入海底采珠仍然是十分危险的事,或窒息而死,或葬身鱼腹。如南宋范成大在《桂海虞衡志》中记载了采珠时可能面临的危险:"旁人以绳系其腰,绳动摇则引而上。先煮毳衲极热,出水急覆之,不然寒栗而死。或遇大鱼、蛟、鼍诸海怪,为鬐鬣所触,往往溃腹折支,人见血一缕浮水面,知蜑死矣。""咽溺而死"等。珍珠来之不易,珠民死伤甚众,甚至"以人易珠"。唐代诗人李咸用的《富贵曲》中写道:"珍珠索得龙宫贫,膏腴刮下苍生背。"帝皇冠冕衮服上的宝珠,后妃簪珥的垂珰,充盈府库的珍珠背后,却是无数劳动人民的血泪。

(二)珍珠在我国中医药中的应用和发展

珍珠不仅作为帝王后妃、达官贵人的首饰,其药用价值也早已得到认识。珍珠药用在中国已有2000多年的悠久历史,如三国时期的医书《名医别录》、梁代的《本草经集》、唐代的《海药本草》、宋代的《开宝本草》、明代的《本草纲目》、清代的《雷公药性赋》等众多医药典籍中都有对珍珠药效的记载。《海药本草》曰:"主明目,除面皯,止泄。合知母疗烦热消渴,以左缠根治小儿麸豆疮入眼。"《日华子本草》载,珍珠"安心、明目"。《本草衍义》曰:"除小儿惊热。"《本草汇言》曰:"镇心、定志,安魂,解结毒,化恶疮,收内溃破烂。"尤其以明代李时珍的《本草纲目》记录最为详实,"珍珠味咸甘寒无毒,镇心点目;珍珠涂面,令人润泽好颜色。涂手足,去皮肤逆胪;坠痰,除面斑,止泻;除小儿惊热,安魂魄;止遗精白浊,解痘疗毒。……令光泽洁白"。珍珠的功效不仅有安神、定惊、明目、除小儿惊热等,其美白、淡斑等功效也得到了广泛的应用。

中医药及其理论并不是一成不变的,而是伴随历史、经济、文化的发展,不断深入、发展和完善的过程。中药性味功效和临床应用的发展可以帮助同学们更好地理解中医药文化,建立中医药思维。世界各国均将珍珠作为贵重的珠宝首饰,而中医中药中对珍珠药用功效的认识和应用,使得珍珠在作为饰品之外,更能解除病痛、造福于广大人民。

(三)珍珠的产地与人工培育技术突破

我国古籍中对珍珠的产地记载较多。《尚书·禹贡》有"淮夷蠙珠暨鱼"的记载,认为淮夷地区盛产珍珠和鱼。汉代,汉武帝平西南夷,设立南海、苍梧、郁林、合浦、交阯、九真、日南、珠崖、儋耳九郡。其中,珠崖郡(治今海南省海口市)和合浦郡(治今广西合浦县)成为珍珠的主要产区。南北朝到唐朝,廉州(合浦地区廉州江东)出现了"珠市"。明中后期珍珠贸易的繁荣景象更甚。《广东新语》中记载了"东粤有四市",位于合浦的"廉州珠市"就是其中之一,该珠市在廉州城西卖鱼桥畔,每当贸易繁盛的时候,蚌壳堆积,像一座玉山。清代宫廷最为珍视的是与岭南诸州所谓"南珠"相对的"东珠",产于黑龙江流域。古代由于珍珠的产量极低,许多朝代均对珍珠的使用加以限制。但无论官方还是民间,对珍珠的不断需求使得对珍珠贝的采捕愈发频繁,资源逐渐衰竭。到清代,采珠业逐渐衰败。解放前夕,我国采珠业几乎销声匿迹。

我国古代对于人工培育珍珠的探索由来已久。宋代庞元英《文昌杂录》中记载:"……有一养珠法。以今所作假珠,择光莹圆润者,取稍大蚌蛤,以清水浸之。伺其口开,急以珠投之,频换清水,夜置月中。蚌蛤采月华,玩此经两秋,即成真珠矣。"明代,用铅、锡制成佛像,置于蚌中,养成"佛像珍珠"的技术,震惊世界。

许多国家也对人工培育珍珠进行了研究。18世纪,瑞典博物学家林奈培育出了有柄珍珠,然而林奈培育珍珠的方法未得到时人赏识,以至于长期埋没。清末,我国的珍珠文化传入日本,受我国附壳佛像珍珠养殖方法的启发,日本开始了人工珍珠培育技术的研究。1890年御木本幸吉在三重县神明浦开始珍珠养殖实验。经过三年时间成功获得5颗人工半圆形附壳珍珠,并于次年申请了半圆珍珠特许权,这标志着日本现代人工珍珠培育的开始。在半圆附壳珍珠培育的基础上,日本成为亚洲最早实现正圆游离珍珠培育的国家。日本的珍珠产业也由此得以迅速发展。

新中国成立后,通过学者的研究,最终恢复了佛像珍珠培育技术,并利用其培育原理,成功培育出附壳珍珠,但在相当长时间里,中国的珍珠生产主要以附壳珍珠为主,在国际珍珠市场上,中国珍珠的售价和销量始终无法与日本珍珠相媲美。为振兴中国现代珍珠产业,熊大仁和沈志荣等国内研究人员进行了广泛研究,最终为中国现代珍珠培育技术的形成及发展奠定了基础。珍珠蚌插片移植、三角帆蚌人工繁育、马氏珍珠贝、白蝶贝等人工育苗成功、淡水有核珍珠养殖等技术不断突破,珍珠的产量和品质不断提升,如今,中国的淡水养殖珍珠产量已占到全世界的95%。淡水珍珠主要产地有浙江、江苏等。诸暨谐音"珠玑",早在4000多年前,就有"禹帝定南海鱼草、珠玑大贝"为贡品的记载。当地亦有"明珠射体孕西施"的传说。古代诸暨曾盛产品质优异的珍珠,如今,在一代又一代科研人员和珍珠养殖工作者的竭力钻研下,诸暨市已成为我国淡水珍珠养殖、加工和销售的最大基地,总产量占全国总产量一半以上,被誉为"中国珍珠之乡"。我国海水珍珠主要产地有广西、广东、海南、台湾等。近年来,我国海水珍珠的产量已超过日本,成为世界上海水珍珠生产第一大国。

我国的科研工作者自新中国成立以来,克服重重难关,突破并发展了珍珠人工培育技术,使珍珠的产量和品质获得了明显的提升,这也体现了中国人民的勤劳和智慧。珍珠的养殖和相关产品的开发,不仅带动了相关产业的发展,提高了经济收入,创造了就业机会,更为广大患者提供了更丰富的药材资源。这部分内容很适合挖掘我国科研工作者在不断探索、实践的过程中勤勤恳恳为人民大众谋福利的科研精神和精益求精的专研精神。

(四)珍珠的真伪鉴别与消费者用药安全

古代珍珠产量稀少,十分珍贵,现代由于淡水养殖珍珠的普及,珍珠的价格下降了很多,但市场上仍有"鱼目混珠"的情况。除了珍珠,珍珠粉也容易出现伪劣产品。药品的真伪和质量将直接影响到消费者的生命和财产安全。这部分可以作为一个典型案例,介绍珍珠的市场混伪情况,引起学生的职业道德感,建立医者仁心和以患者为中心的职业精神。

(五)珍珠的资源开发与品质研究现状

历经了几千年的使用和人工养殖培育技术的发展,珍珠已由曾经只有王公贵族才能够使用的珍贵饰品,成为可以服务普通大众的中药材。一代又一代科研人员的不懈努力使得珍珠"旧时王谢堂前燕,飞入寻常百姓家"。中医药的科研人员仍没有停止探索的步伐。扩大和发现新的药用资源也是中药鉴定学的任务之一。这部分将向同学们介绍珍珠目前的资源开发和品质研究现状,带领学生放眼科研前沿,体会科研工作者们勇于突破的创新精神。

(六)珍珠与丝绸之路、"一带一路"的关系

丝绸之路,这条著名的贸易与文化交流通道,连接了古代中国、中亚、西亚和欧洲,长久地吸引着人们的目光。丝绸之路不仅是商贸通道,更是中华文明、波斯文明、地中海文明等几大文明体之间交流的道路。作为历史上连接东西方的重要商贸通道,丝绸之路不仅为我国带来了丰富的外来文化和商品,更为我国与世界各国的交流合作提供了广阔的平台。丝绸之路是古代我国连接世界的一条枢纽。通过丝绸之路交通的,不仅有香料、丝绸、茶叶、瓷器等,珍珠亦是陆上和海上丝绸之路的重要商品。如汉代辛延年《羽林郎》中的胡姬"长裾连理带,广袖合欢襦。头上蓝田玉,耳后大秦珠"。公元1世纪,罗马博物学家老普林尼的《自然史》中记载,罗马帝国仅珍珠一项,每年就要支付给中国、印度和阿拉伯诸国1亿银币。珍珠的贸易也促进了不同地域、不同国家、不同文化之间的交流和融合,成为文化交流的一座重要桥梁。如今,我国的淡水养殖珍珠产量已占全世界产量的95%以上,海水珍珠的养殖也得到不断发展。在今天共建的"一带一路"中,我们应坚定使命感与责任感,不仅让"中国商品""中国制造"走向世界,更应加强与沿线国家的文化交流与合作,为全世界人民带去中国人民和平发展的美好愿景。

二、教学设计与实施过程

教学环节	教学活动	思政设计
导入环节	内容:由影视剧及与生活相关的购物场景引出有关珍珠名字、产地、功效等的疑问,提出问题。 问题串: "你购买过珍珠或珍珠的相关产品吗?" "你知道珍珠是怎么来的吗?" "你知道珍珠的道地产区吗?" "珍珠真的具有美容养颜的功效吗?"	由案例引出问题串,为后面授课重点内容和相关思政点的提出做好铺垫。
本草考证	内容:按历史发展脉络讲解珍珠在我国的使用历史。 　我国是世界最早开采和利用珍珠的国家之一。古代典籍和本草中多有记载。与珍珠相关的典故和诗词数不胜数。珍珠亦是丝绸之路和海上丝绸之路的重要商品之一。珍珠的临床应用和美容养颜功效也得到不断发展和完善,建国后《中国药典》以珍珠之名收载。	珍珠不仅可作为首饰,同时也可作为贵重药材,通过和珍珠相关的诗句和典故,引导学生在欣赏中华传统文化的同时,体会我国尚和合,求大同的时代精神。
产地采制	内容:图文结合讲解珍珠药材的产地与采收加工内容,并强调其与性状鉴别特征的相关性,加强学生的记忆。 　珍珠在古代极为昂贵,我国古代珍珠产地主要分布于广西、广东、海南附近海域。新中国成立以来,我国人工养殖珍珠取得了长足进展,产量已居世界第一。现在浙江、江苏的淡水珍珠和广西、广东的海水珍珠都有大面积养殖。	"旧时王谢堂前燕,飞入寻常百姓家"。珍珠在我国人工培育的成功,凝聚了无数科研工作者的辛勤劳动,不仅为中国广大人民提供了优质药材,也将随着"一带一路"的建设造福全世界人民。在前辈科研精神的感召下,培养学生探索未知、勇攀科学高峰的责任感和使命感。
形态鉴别	内容:珍珠药材的性状和显微鉴别,以图文结合的方式讲解,幻灯片播放药材的性状和显微特征放大图片,同时配合药材实物,给学生直接的感官体验,加深学习记忆。	珍珠作为重要的中药材,其真伪优劣鉴别尤为重要,关系到患者的经济和健康利益,作为药学工作者,工作态度与能力关系到每一位患者的用药安全,承担着重大的责任与使命,要不断提升自己的职业素养与职业道德水平。

教学环节	教学活动	思政设计
理化鉴别	内容:珍珠药材的化学成分及其质量评价。介绍珍珠药材中所含的化学成分种类,并分析各成分与珍珠功效和性状之间的关系,使抽象的知识点间形成关联,加深学生的理解与记忆。 问题串: "珍珠的药效成分是什么?" "使珍珠产生美白功效的成分是什么?"	通过梳理珍珠所含化学成分与药效和性状特征之间的内在联系,引导学生领会中药材质量评价体系建立和药用资源开发的方法,引导同学们思考中医药守正创新的研究方法,树立辨证的中医药思维方式。
小结	小结:引导学生梳理珍珠药材鉴别的各项知识点。注重将具体的珍珠药材性状、显微鉴别特征与抽象的知识点,如理化鉴别、质量控制指标、所含化学成分间进行联系,使不同鉴别方法之间形成"联系网"。	通过梳理珍珠药材鉴别的各项知识点,学生不仅能够掌握珍珠药材鉴别的各项知识点,还可以培养其严谨的科研态度和逻辑分析能力。
情景模拟	情景模拟:给出不同珍珠混伪品图片,学生讨论并找出优质珍珠药材。 引导学生参与互动并思考,利用刚刚所学知识解决实际问题,将知识及时内化,提高解决复杂实际问题的高阶能力。	药品的真伪和质量将直接影响消费者的生命和财产安全。通过介绍珍珠的市场混伪情况,激发学生的职业道德感,培养医者仁心和"以患者为中心"的职业精神。
前沿拓展	前沿拓展:介绍珍珠鉴定、珍珠养殖、珍珠贝新品种培育、珍珠产品开发等科研成果。 引导学生主动思考、参与讨论、查阅文献,启发学生对珍珠产业"绿色转型"的思考。	以珍珠药用资源开发研究前沿进展,展示我国科研工作者在面对困难和挑战时,不畏艰辛、勇攀高峰的创新精神,以此点燃学生的科研兴趣,培养学生的科研思维。

三、教学反思与改进

1. 教学反思

(1)学生的学习需求存在差异,无法全部满足。

(2)在教学实施中发现,个别同学参与度和学习效率不高。

2. 改进　接下来的教学中,注重以问题为导向,加入人文知识与课程思政点,逐步激发学生的学习热情,建立正确的"三观";逐步考虑分层次教学,规范小组作业要求,同时在测验时增加综合性题目,避免学生只关注课堂板书与笔记就可取得较高的分数的情况。

参考文献

[1]史泰豪.论北宋采珠业的发展[J].农业考古,2022(4):103-107.

案例二 牛黄

一、案例

牛黄为本章的重点药材,牛黄为牛科动物牛的干燥胆结石。牛黄始载于《神农本草经》,列为上品,距今已有2000多年的药用历史,被广泛应用于临床。由于天然牛黄极为难得,资源稀少,因此牛黄的价格十分昂贵,在市场上曾出现较多混伪品。牛黄不仅在中医药中有着广泛应用,在蒙药、藏药等民族医药中也起着重要的作用。为使牛黄更好地服务于广大人民大众,科研人员在牛黄的应用研究中不断探索,先后研究获得了人工合成牛黄、牛体培植牛黄、体外培育牛黄等代用品。因此,我们可以深入挖掘这方面的思政素材,并将这些素材有机地结合到课程知识点内容中。这样可以帮助同学们在理解中国传统文化和科学精神的同时,更好地掌握本节课程的重点和难点知识。具体分述如下。

(一)牛黄在我国中医药中的应用和发展

牛黄为牛科动物牛的干燥胆结石。宰牛时,如发现有牛黄,即滤去胆汁,将牛黄取出,除去外部薄膜,再阴干后即可得到牛黄。牛黄距今已有2000多年的药用历史,具有清心、豁痰、开窍、凉肝、息风、解热、解毒的作用,主要用于热病神昏、中风、痰迷、惊痫抽搐、癫痫发狂、咽喉肿痛、口舌生疮和痈肿疔疮,广泛用于临床,是多种名贵制剂(安宫牛黄丸、牛黄解毒片、片仔癀等)的重要配方组成之一。

牛黄始载于《神农本草经》,被列为上品,云:"主惊痫,寒热,热盛狂痉,除邪逐鬼"。牛黄是牛的胆结石,"黄"为结石色泽,后也逐渐演变为结石的代名词。丑宝为牛黄常见的别名,又云"属丑故隐其名",同时还记载药物"鲊答"为"乃走兽腹中所产,狗、牛、马者最妙,盖牛黄、狗宝之类也",《集验方》和《外台秘要》中称牛黄为"土精",《中国药学大辞典》引《和汉药考》指出牛黄古别名亦有"丑玄"。

南北朝的《雷公炮炙论》中最早对牛黄进行分类,根据采集部位分为生神黄(吐出)、角黄(角中)、心黄(心中)、肝黄(肝中)。宋代苏颂《本草图经》中将其命名为生黄、角中黄、心黄、肝黄,虽然名称有所变化,但用药部位一致。明代《本草乘雅半偈》称肝胆中取者名为"肝黄"或"胆黄(胆中)",与今之"肝黄""胆黄"一致。

历代本草著作中对于牛黄的临床应用也在不断发展。《本经》中云:"主惊痫,寒热,热盛狂妗。"《别录》云:"疗小儿诸痫热,口不开;大人狂癫。又堕胎。"《药性论》曰:"小儿夜啼,主卒中恶。"孙思邈曰:"益肝胆,定精神,除热,止惊痫,辟恶气。"《日华子本草》云:"疗中风失音,口噤,妇人血噤,惊悸,天行时疾,健忘虚乏。"《日用本草》云:"治惊痫搐搦烦热之疾,清心化热,利痰凉惊。"《本草纲目》曰:"痘疮紫色,发狂谵语者可用。"《会药医镜》云:"疗小儿急惊,热痰壅塞,麻疹余毒,丹毒,牙疳,喉肿,一切实证垂危者。"现代《中国药典》记载牛黄的功效主治为清心、豁痰、开窍、凉肝、息风、解毒,用于热病神昏、中风痰迷、惊痫抽搐、癫痫发狂、咽喉肿痛、口舌生疮、痈肿疔疮。

牛黄为我国中医药中的重要中药,在浩如烟海的传统经典名方中,用到牛黄的有

650 多种,《中国药典》收载含牛黄的中成药品种为 45 个,《卫生部药品标准》收载的中药成方制剂、国家食药局质量标准收载含牛黄的中成药品种约 400 余个,各地的医院制剂品种约 200 个,其中牛黄几乎均为核心或重要组成部分,如安宫牛黄丸、西黄丸、牛黄解毒片、牛黄上清丸、八宝丹等。

牛黄不仅在传统中医药中具有重要地位,在各民族医药中亦有重要应用,如蒙药"牛黄十三味丸""清血八味片"(蒙名"琪孙黑木拉-8")、"笋巴·朱吉克",藏药"九味牛黄丸""七味珍珠丸""二十五味松石散"等。牛黄的药用代表着文化的交流和文明的传承。牛黄不仅是中医药的瑰宝,更是各民族的瑰宝。

在现代西药、化学药品中,也常常见到牛黄的身影。如常用药"小儿氨酚黄那敏颗粒""复方氨酚烷胺片""人工牛黄甲硝唑胶囊"等。这些常用的感冒清热药、口腔咽喉药,不仅护卫了千千万万人的身体健康,更体现出传统中药与现代西药的结合。

中医药及其理论并不是一成不变的,而是伴随历史、经济、文化的发展,不断发展完善的过程。牛黄是临床常用的中药,从古代本草典籍到现代中药,从各民族医药到现代西药、化学药品,历代医家和中医药工作者对牛黄来源、成因、功效和应用的不断发展,不仅体现了中医药文化和中医药思维,更体现了中华民族的包容性和创新性。

(二)牛黄产地变迁与技术突破

古代本草典籍中,多以黄牛所产牛黄为正品。亦有少数本草典籍中记载有水牛、牦牛、犀牛等所产牛黄。现代《中国药典》规定,牛黄为牛科动物的干燥胆结石。黄牛,也称家牛,在我国有广泛养殖,优良品种有蒙古黄牛、秦川牛等。根据国家统计局数据,2022 年我国牛出栏量超过 4800 万头,但天然牛黄的概率只有 1‰~2‰,我国每年出产的天然牛黄不到 1000 公斤,而传统名贵中成药中的牛黄需求量约为 5000 公斤,资源奇缺,人工牛黄的需求总量约为 50 万公斤,需求可谓巨大。

由于天然牛黄短缺情况日益严重,我国科研工作者在不断探索、实践的过程中,成功研究出"人工牛黄""体内培植牛黄"和"体外培育牛黄"。在 20 世纪 50 年代,我国科研人员曾模拟其主要成分,利用胆红素、胆酸、胆固醇、无机盐、猪去氧胆酸、68% 凝粉混合制成人工牛黄粉入药。到了 70 年代,开始模拟天然牛黄的体内形成过程,即剖腹切开胆囊,通过植入尼龙丝网来缝扎在其黏膜上,注入细菌,2~3 年后再剖腹取出,从网上刮下带黄色的物质及黏液,干燥成粉末,得到体内培植牛黄。蔡红娇等研究者应用现代生物工程技术模拟牛体内胆结石形成的生化过程,成功在体外培育牛黄。这不仅带动了相关产业的发展,创造了就业机会,更为广大患者提供了更丰富的药材资源。这部分内容很适合挖掘我国科研工作者勤勤恳恳为人民大众谋福利的科研专研精神。

(三)牛黄的真伪鉴别与消费者用药安全

由于牛黄产量稀少,十分珍贵,市场上也容易出现伪劣产品。用到牛黄的方剂和成药众多,牛黄的真伪和质量将直接影响到消费者的生命和财产安全。这部分可以作为一个典型案例,介绍牛黄的市场混伪情况,引起学生的职业道德感,建立医者仁心和以患者为中心的职业精神。

(四)牛黄资源开发与品质研究现状

历经了几千年的使用和人工培育技术的发展,牛黄由曾经只有权贵人士能够使用的贵重中药,成为可以服务普通大众的中药材。牛黄不仅在中药材、中成药中有着重要地位,在日用品中也起到重要作用,如同学们夏日必备的"六神花露水"等。中医药的科研人员仍没有停止探索的步伐,扩大和发现新的药用资源也是我们中药鉴定学的任务之一。这部分将向同学们介绍牛黄目前的资源开发和品质研究现状,带领学生放眼科研前沿,体会科研工作者们勇于突破的创新精神。

(五)牛黄与丝绸之路、"一带一路"的关系

目前我国含有牛黄的中成药出口量较大。据统计,2023年我国中成药出口前三位品种分别为片仔癀、安宫牛黄丸和清凉油。片仔癀出口金额同比上涨3.9%,安宫牛黄丸出口金额同比上涨71.5%,清凉油出口金额同比上涨17.9%。在片仔癀和安宫牛黄丸中,牛黄均为主要成分。目前,我国不仅出口含牛黄的中成药,还拟在海外建立中成药生产工厂与研发基地。牛黄与含牛黄的中成药通过丝绸之路、"一带一路"走向世界,不仅将中医中药传向海外,为世界人民健康保驾护航,更向世界各国传播中国制造、中国设备、中国技术、中国科学,提供更多就业机会,共同发展。

二、教学设计与实施过程

教学环节	教学活动	思政设计
导入环节	内容:由影视剧及与生活相关的购物场景引出有关牛黄名字、产地、功效等的疑问,提出问题。 问题串: "你知道'安宫牛黄丸'吗?" "牛黄号称'价比黄金',为何其价格如此昂贵?" "有哪些中成药用到牛黄?" "天然牛黄和人工牛黄有什么区别?"	由案例引出问题串,为后面授课重点内容和相关思政点的提出做好铺垫。
本草考证	内容:按历史发展脉络讲解牛黄在我国的使用历史。 牛黄始载于《神农本草经》,被列为上品,历代本草中对牛黄的来源、分类和临床应用均不断发展。南北朝的《雷公炮炙论》中最早根据采集部位对牛黄进行分类。《中国药典》中收载了"牛黄""人工牛黄""体外培育牛黄"。	牛黄为贵重药材,它的历史变迁反映了中医药文化的传承发展与现代科技的进步创新,引导学生在欣赏中华传统文化的同时,体会我国中医中药传承精华、守正创新的时代精神。

教学环节	教学活动	思政设计
产地采制	内容:图文结合讲解牛黄药材的产地与采收加工内容。牛黄为牛科动物牛的干燥胆结石。宰牛时,如发现有牛黄,即滤去胆汁,将牛黄取出,除去外部薄膜,再阴干后即得到牛黄。强调牛黄与性状鉴别特征的相关性,加强学生的记忆。	"旧时王谢堂前燕,飞入寻常百姓家"。"人工牛黄""牛体培植牛黄""体外培育牛黄",凝聚了无数中药工作者的辛勤劳动,不仅仅为中国广大人民提供了优质药材,也将随着"一带一路"的建设造福全世界人民。在前辈科研精神的感召下,培养学生探索未知、勇攀科学高峰的责任感和使命感。
形态鉴别	内容:牛黄药材的性状和显微鉴别,以图文结合的方式讲解,幻灯片播放药材的性状和显微特征放大图片,同时配合药材实物,给学生直接的感官体验,加深学习记忆。	牛黄为贵重药材,真伪优劣鉴别尤为重要,关系到患者的经济和健康利益,作为药学工作者,工作态度与能力关系到每一位患者的用药安全,承担着重大责任与使命,要不断提升自己的职业素养与职业道德水平。
理化鉴别	内容:牛黄药材的化学成分及其质量评价。介绍牛黄药材中所含的化学成分种类,并分析各成分与牛黄功效和性状之间的关系,使抽象的知识点间形成关联,加深学生的理解与记忆。 问题串: "牛黄的药效成分是什么?" "牛黄的苦味成分是什么?"	通过梳理牛黄所含化学成分与药效和性状特征之间的内在联系,引导学生领会中药材质量评价体系建立和药用资源开发的方法,引导同学们思考中医药守正创新的研究方法,树立辨证的中医药思维方式。
小结	小结:引导学生梳理牛黄药材鉴别的各项知识点。注重将具体的牛黄药材性状、显微鉴别特征与抽象的知识点,如理化鉴别、质量控制指标、所含化学成分间进行联系,使不同鉴别方法之间形成"联系网"。	通过梳理牛黄药材鉴别的各项知识点,学生不仅能够掌握牛黄药材鉴别的各项知识点,还可以培养其严谨的科研态度和逻辑分析能力。
情景模拟	情景模拟:给出不同牛黄混伪品图片,学生讨论并找出优质牛黄药材。 引导学生参与互动并思考,利用刚刚所学知识解决实际问题,将知识及时内化,提高解决复杂实际问题的高阶能力。	药品的真伪和质量将直接影响到消费者的生命和财产安全。通过介绍牛黄的市场混伪情况,激发学生的职业道德感,培养医者仁心和"以患者为中心"的职业精神。
前沿拓展	前沿拓展:介绍人工牛黄合成途径和体内培植牛黄、体外培育牛黄的生产过程及研究进展。未来或将可以通过代谢工程和构建细胞工厂等方式获得更多的牛黄药用资源。	以牛黄药用资源开发研究前沿进展,展示我国科研工作者在面对困难和挑战时,不畏艰辛、勇攀高峰的创新精神,以此点燃学生的科研兴趣,培养学生的科研思维。

三、教学反思与改进

1. 教学反思

(1)学生的学习需求存在差异,无法全部满足。

(2)在教学实施中发现,个别同学参与度和学习效率不高。

2. 改进　接下来的教学中,注重以问题为导向,加入人文知识与课程思政点,逐步激发学生的学习热情,建立正确的"三观";逐步考虑分层次教学,规范小组作业要求,同时在测验时增加综合性题目,避免学生只关注课堂板书与笔记就可取得较高的分数的情况。

参考文献

[1]李超,李丽敏,曹帅,等. 牛黄历代品种的本草考证[J]. 中成药,2020,42(7): 1865-1871.

[2]王利丽,郑岩,陈随清. 以牛黄为例的《生药学》课程线上教学设计研究[J]. 中国中医药现代远程教育,2021,19(18):37-39.

第十五章　矿物类中药概述

矿物作为药物的使用历史悠久，最早可追溯至炼丹术时期。在中医临床实践中，矿物类中药被广泛应用，同时在养生和保健方面也具有重要地位。本章节的内容将结合相关历史背景，以此激发学生对矿物药的兴趣和求知欲。

【教学目标】

1. 知识目标

(1)能够掌握矿物类中药的基本性质。

(2)能够掌握矿物及矿物类中药的分类。

(3)能够掌握矿物类中药的鉴别方法。

(4)能够掌握朱砂、雄黄的来源产地、采收加工、化学成分、真实性鉴别与质量评价。

2. 能力目标

(1)具备运用矿物分类学知识对矿物类中药进行分类的能力。

(2)能够运用矿物类中药的鉴别方法进行矿物类中药的鉴定。

(3)通过在线课程发布学习资料和预习任务，提高学生自主学习和思考总结能力。

3. 思政目标

(1)通过思政课程的学习，学生可深入理解自然资源形成过程的复杂与漫长，明确人与自然、人与社会应和谐发展的理念，从而树立起保护资源的使命感。

(2)燃起对中医药事业的热爱，成为具有国际视野、家国情怀、勇于担当的社会主义接班人。

【相关知识板块的思政元素分析】

1. "绿水青山就是金山银山"的可持续发展观。

2. 职业责任感及使命感。

3. 传承精华、守正创新的精神。

案例一 矿物类中药的应用与研究

一、案例

矿物类中药在我国拥有悠久的用药历史，其背后蕴含着深厚的文化底蕴和智慧。例如，战国时期兴起的炼丹术，以及《本草经集注·玉石上品》中记载的利用焰色反应鉴别化工原料硝石（KNO_3）和朴硝（Na_2SO_4）的方法，均充分展现了古代人们对智慧的追求和对中华传统文化的传承。

因此，在本章的学习中，我们应注重培养学生的中医药文化认同感，并深入挖掘中华传统文化中的核心价值观等思政元素。通过巧妙地将思政素材与中医药文化相互融合，学生将能够更加全面地理解中国文化和科学精神，进而在课程学习中更深入地掌握知识要点。此外，这种教育方式还有助于塑造学生的文化自信和科学素养，为他们将来从事中医药相关领域的工作实践奠定坚实的基础。具体分述如下。

（一）矿物类中药的应用历史和发展

在古代，由于人们对自然界的认识有限，矿物作为一种神秘的力量，被广泛运用于制备长生不老药、金丹等，这些药物被信奉能延年益寿、强身健体。经过长期的临床实践，历代医家逐渐认识到矿物药在中医临床治疗中的重要地位。李时珍在《本草纲目》中就收载砒石可治疗各种化脓性疾病。20 世纪 70 年代我国科研工作者在民间中药方中发现含砒霜的药方可有效治疗瘰疬（包括淋巴结结核和淋巴瘤）和皮肤癌，后制成砒霜剂等，在经过科研工作者的反复试验，最后提出了全反式维甲酸联合三氧化二砷治疗早幼粒细胞白血病的方法。这些治疗药物的发现历程，不仅体现了老祖宗的智慧，更离不开科研工作者对中医药的传承和创新。通过实例的讲授，提高学生的中医药文化自信，培养学生传承创新的精神。

（二）矿物类中药的资源现状

矿物类中药多是在漫长的地质作用中形成的，在很长时间内难以再形成新资源，几乎是不可再生的。当前，随着药用需求的迅猛增长，我国药用矿物资源的贮量已呈现逐年减少的趋势，甚至面临枯竭的境地。因此，我们必须深刻认识到矿物药资源的不可再生性和生态环境的重要性，采取科学、合理的方式进行开采和利用。这部分内容可以引导学生树立资源保护意识，激发研究矿物药的兴趣和志向，让这些宝贵的自然资源在维护全人类健康福祉方面发挥更大的作用。

（三）矿物类中药鉴定方法的现状

矿物类中药在中医临床使用中种类最少，相关研究也较植物药及动物药滞后。在讲解中药鉴定的方法时，适当引入目前矿物类中药鉴定的新技术及进展，让学生了解矿物类中药的前沿热点问题，拓宽学生的科研思路，树立矿物类中药现代化发展的意识。

二、教学设计与实施过程

教学环节	教学活动	思政设计
导入环节	内容:通过古代炼丹术的话题,引出矿物及矿物类中药的概念。 问题串: "古代的炼丹术炼的是什么?" "矿物是怎么形成的?" "什么是矿物类中药?"	由学生熟悉的话题引出问题串,通过矿物是经过漫长时间积累而形成以及矿物资源采挖过快的现状对比,引发学生对资源保护的思考,树立"绿水青山就是金山银山"的可持续发展理念。
矿物类中药的应用与研究	内容:按历史发展脉络讲解矿物类在我国的发展及应用情况。 矿物类中药在我国拥有悠久的用药历史,最早起源于公元前2世纪的炼丹术,北宋时期,已开始从人尿中提取制造秋石。目前《中国药典》仍然收载近25种矿物药用。尽管数量较植物和动物药少,但是其医疗价值仍然十分重要。砒霜相关制剂的发现,为众多急性早幼粒细胞白血病患者带来了生机。	炼丹术虽没有形成完整的科学体系,也并不科学,还存在许多缺陷,但其所制成的药物有外用和内服两种,外用者至今还很有价值。引导学生正确认识炼丹术,了解炼丹术的本质,取其精华,去其糟粕,方能将我们悠久的中医药文化传承发扬光大。
矿物类中药的基本性质	内容:借助教具,采用图文并茂的方式,阐述矿物类中药的基本特性。	在晶体中,晶体质点在三维空间中的规律性重复,构成了其内部结构,也揭示了其本质。这种规律性重复对晶体形态起着决定性作用,表现在其外部表现上,即是现象。这要求学生深入思考现象与本质之间的辩证关系。此外,我们还需从"对称"这一广泛存在的自然现象中,探讨自然界所蕴含的"科学美",从而逐步建立起科学的物质观。
矿物类中药的分类	内容:以图文结合的方式讲解矿物类中药的分类,通过对比介绍古代矿物药的分类和现代分类依据,加深学生对矿物药分类的理解。	矿物类中药的分类经历了从本草著作记载较为笼统的金石类,到现今更为科学的根据矿物所含主要成分进行分类的发展过程。这一演进历程历经了几十个世纪,凝聚了无数研究者的智慧与努力。这一发展历程告诉我们,现有的知识体系仅仅是人类对世界的认知之一,它必然存在一定的局限性和暂时性。因此,引导学生认识到知识的不断更新与发展,激发他们对未知领域的探索兴趣,不断突破自我。

教学环节	教学活动	思政设计
矿物类中药的鉴定	以图文并茂的方式,讲解矿物类中药的鉴定方法,同时实时引入最新的科研成果。	相较于植物和动物类中药,矿物类中药在中医临床使用中种类最少,相关研究也较滞后。因此,除讲解传统的鉴定方法外,应引入现代检测技术的相关知识,培养学生的科研思维,树立矿物类中药现代化发展的意识。
小结	引导学生梳理矿物类中药性质、分类和鉴定方法的知识点,注重将矿物类中药的性质与鉴定方法相互联系,化学成分与分类相互联系,便于将零散的知识进行网络化记忆。	通过学生自习总结矿物类中药概述的各项知识点,不仅能够加强学生对知识点的理解和记忆,还可以培养学生归纳总结及分析的能力。
情景模拟	情景模拟:给出一组外形相似的矿物图片,如石膏、滑石、砒霜的图片,学生讨论并给出可能鉴别出三种药材的方法。 引导学生参与互动并思考,利用刚刚所学知识解决实际问题,将知识及时内化,提高解决复杂实际问题的高阶能力	中药材的准确鉴别,尤其是那些有毒品种,对于保障患者的生命安全至关重要。通过向学生强调鉴定错误可能导致无法挽回的后果,点燃学生对将来从事中医药事业的使命感与责任感。
知识拓展	知识拓展:介绍国内顶尖科学家在矿物类中药研究的成果,如哈尔滨医科大学第一附属医院张亭栋教授发现了砒霜的主要成分三氧化二砷可以治疗白血病,而上海交通大学医学院附属瑞金医院王振义院士则在张亭栋的基础上提出了"全反式维甲酸联合三氧化二砷"的治疗方法。	借助科学家们的典范作用,引领学生领悟科学家们不懈探索、追求真理、乐于奉献的精神,激发学生的内心的大我及至诚报国的情怀。

三、教学反思与改进

1. 在教学实施中发现,个别同学参与度和学习效率不高　围绕教学目标,建立全课程课前、课中、课后教学活动库,丰富教学活动,提高学生参与度和课堂互动率,培养批判性思维,帮助学生理解较难的概念和问题,激发创造力和主动性。

2. 思政内容融入课堂,占用了部分专业内容授课时间　将课程知识分模块、划类别,归纳总结并制作成"微课"教学视频,使知识点清晰化、生动化,教学内容永久封存,学生将知识点提前学习,课前只需内化,带着问题和想法上课,不仅能调动学生学习的主观能动性,还能节约课堂时间。

参考文献

[1]刘圣金,吴思澄,马瑜璐,等.我国矿物药品种概况、市场流通与临床应用调查分析
　　[J].中草药,2023,54(19):6555-6568.
[2]李晓敏.融合课程思政教育元素的"结晶学与矿物学"课程教学体系构建[J].中国地
　　质教育,2021,30(4):46-50.

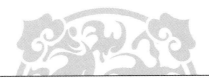

第十六章　中成药的鉴定

中成药是以中药材为原料,在中医药理论指导下,按照规定处方和制剂工艺加工制成一定剂型的中药制品,包括丸、散、膏、丹等各种剂型。中成药鉴定是通过一定的检测手段和方法对其组成进行品种和质量的分析检验,以此控制中成药的质量。

中成药在人们的日常生活中比较常见,具有"三效三小五方便"(高效、速效、长效,服用量小、体积小、副作用小,携带、服用、生产、运输、贮藏等方便)的特点,在中医药预防、医疗、保健中应用广泛。本章节的内容与生活健康密切相关,中成药剂型丰富多彩,易于引起学生的求知和探索欲望。

【教学目标】

1. 知识目标

(1)能够掌握中成药鉴定的特点和常用方法。

(2)能够掌握五苓散、牛黄解毒片、二妙丸、六味地黄丸、化瘀祛斑胶囊的处方、制法、性状、显微鉴别。

(3)能够掌握一捻金、七厘散、元胡止痛片、利胆排石片、补中益气丸、香砂六君丸、附子理中丸、人参养荣丸的处方、显微鉴别。

(4)能够对常见中成药进行显微鉴别。

2. 能力目标

(1)能够使用规范的中药鉴定学方法辨识和鉴别临床常见中成药,对重点中成药进行品种和质量评价。

(2)能够对患者和公众进行中成药选购和合理贮藏等方面进行宣传教育。

(3)通过在线课程发布学习资料和预习任务,提高学生自主学习和思考总结能力。

3. 思政目标

(1)通过课程思政内容学习,学生能够领悟前辈们追求卓越、刻苦务实的工匠精神。

(2)燃起对中医药事业的热爱,成为具有国际视野、家国情怀、勇于担当的社会主义接班人。

【相关知识板块的思政元素分析】

1. 中医药文化博大精深,增强中医药文化自信。
2. 工匠精神,确保质量安全。
3. 传承创新,发展中医药事业。
4. 辨证论治,培养中医药思维。
5. "药材好,药才好",坚守中药品质。
6. 守正创新,诚信奉献,使命担当。

案例一 安宫牛黄丸

一、案例

安宫牛黄丸在我国经典中医药产品中是声名远播的急症用药,被归类于中医方剂的开窍剂,可用于治疗中风。安宫牛黄丸与紫雪丹和至宝丹齐名,被中医称为"凉开(温病)三宝",并奉为"三宝"之首,民间也称之为"救命丸"。

安宫牛黄丸出自清代吴鞠通所著《温病条辨》,全方由牛黄、犀角(现用水牛角浓缩粉)、麝香或人工麝香、珍珠、朱砂、雄黄、黄连、黄芩、栀子、郁金、冰片11味药材组成,金箔为衣。牛黄、麝香为君药,牛黄味苦甘,性凉,气味芳香,具有清心豁痰、开窍、凉肝、息风解毒的功效,在《神农本草经》中被列为上品;麝香辛散温通,为开窍之首药,与牛黄配合突出了安宫牛黄丸清热解毒、芳香开窍的特点;从药性上,牛黄与麝香一温一凉、相辅相成,麝香在大量苦寒药中,不但不会助热升散,反而更凸现其清心解毒的要旨。臣药有水牛角浓缩粉,清热凉血;郁金,理气舒肝;冰片,芳香开窍;黄连、黄芩、栀子,苦寒、清热、燥湿,辅助君药,加强了清热泻火、凉血解毒豁痰的作用。佐药有朱砂、珍珠,镇静安神通心窍;雄黄助牛黄以豁痰解毒;金箔能豁痰堕痰为佐药,加强镇心、定惊、安神的作用。蜂蜜为使药,制成大蜜丸,有和胃调中的作用,以防过于苦寒伤胃。安宫牛黄丸具有清热解毒、镇惊开窍的功效,用于热病、邪入心包、高热惊厥、神昏谵语。安宫牛黄丸在临床上作为温病劲敌,急救良方常用,属辛凉大寒之剂,其特点是有清解高热神昏之效,而无寒凉泄下之弊。2018年《中国急性缺血性脑卒中诊治指南》明确指出,中成药等药物属于卒中急救的Ⅲ级推荐,其中就包括了安宫牛黄丸,可见安宫牛黄丸可以用于脑卒中急救治疗。

近年来的临床实践中,安宫牛黄丸还经常用于出血性脑卒中、缺血性脑卒中等的急救,对于脑卒中后遗症、全身疾病引起的脑病、各种脑炎、脑损伤、癫痫发作期,各种时疫等引起的高热、昏迷、惊厥、抽搐等症状有非常显著的效果。随着中医药事业的不断发展,其临床应用不断深入,尤其在危急重症的救治中具有十分重要的地位。

安宫牛黄丸为大蜜丸,其产品种类按照原材料的不同可分为单天然(天然牛黄)、双天然(天然牛黄,天然麝香)和双人工(人工牛黄、人工麝香)三类。由于安宫牛黄丸是传统经典方,原材料公开,各制药厂商并无专利,目前安宫牛黄丸制药厂商较多,包括同仁堂、南京同仁堂、白云山中一药业、宏兴药业、广誉远、香港马百良、香港华仁堂等。由于品牌文化、药品质量、医药终端的实力不同,各制药厂商在不同区域的市场份额不同。具体分述如下。

（一）中医药文化博大精深,增强中医药文化自信

中医药是中华文明瑰宝,是中华5000多年文明的结晶,为保障人民生命健康发挥着重要作用。上古时期黄帝、炎帝、岐伯、神农尝百草的神话传说,春秋战国时期医缓、医和、医响、文挚、扁鹊等著名医家的出现,先秦时期《黄帝内经》的问世等等,都对中国医药学的产生、发展有着深远影响。在中医药文化发展的数千年间,中医中药为中华民族的健康、昌盛、发展做出了卓越的贡献,是绚烂的中华民族文化不可分割的组成部分。习近平总书记曾经对中医药工作指示:"中医药学是中国古代科学的瑰宝,也是打开中华文明宝库的钥匙。""中医药学包含着中华民族几千年的健康养生理念及其实践经验,是中华文明的一个瑰宝,凝聚着中国人民和中华民族的博大智慧。"安宫牛黄丸功效卓越,在海内外人民中广为流传。安宫牛黄丸是中医药精华的一个缩影,既体现了中国人民的智慧,又反映了中医药文化的博大精深、源远流长。让更多人了解中医药的历史和成就,认识中医药文化在整个中华民族传统文化中的重要地位,增强中医药文化自信,是中医药事业和文化发展的重要基石,也是当代中医药人继承发扬、担当作为的历史使命。

（二）工匠精神,确保质量安全

国之重器,始于匠心,惟匠心以致远。习近平总书记在全国劳动模范和先进工作者表彰大会上,阐明了"执着专注、精益求精、一丝不苟、追求卓越"的工匠精神内涵,要"大力弘扬劳模精神、劳动精神、工匠精神"。同仁堂首席技师、安宫牛黄丸传统制丸工匠张冬梅,"药丸三克责任千斤""炮炙虽繁必不敢省人工,品味虽贵必不敢减物力",数十年如一日手工制丸,执着专注、精益求精、一丝不苟、追求卓越,彰显了大国工匠精神,确保了安宫牛黄丸的质量安全。

（三）传承创新,发展中医药事业

习近平总书记强调:"要遵循中医药发展规律,传承精华,守正创新,加快推进中医药现代化、产业化,坚持中西医并重,推动中医药和西医药相互补充、协调发展,推动中医药事业和产业高质量发展,推动中医药走向世界,充分发挥中医药防病治病的独特优势和作用,为建设健康中国、实现中华民族伟大复兴的中国梦贡献力量。"随着高新技术的不断发展,安宫牛黄丸传承者们遵循"尊古而不泥古,创新而不忘古"的原则,坚持传承与创新,不断加快推进中医药现代化和产业化,推动中医药走向世界。

二、教学设计与实施过程

教学环节	教学活动	思政设计
导入环节	内容:央视网《直播南京》假"安宫牛黄丸"竟被当做救命药? 观看视频,引出"救命药"安宫牛黄丸,提出中成药真假、质量问题。 问题串: "安宫牛黄丸为何称为救命药?" "救命药安宫牛黄丸为何价格如此昂贵?" "安宫牛黄丸的质量如何保障?" "安宫牛黄丸的真假如何鉴定?质量如何评价?" "中成药鉴定的特点有哪些?" "中成药鉴定的常用方法有哪些?"	由案例引出问题串,为后面授课重点内容和相关思政点的提出做好铺垫。
前世今生	内容:央视网《百家讲坛》安宫牛黄丸是中医"凉开三宝"中的首要之药。 观看视频,引出安宫牛黄丸前世今生。 安宫牛黄丸出自清代吴鞠通所著《温病条辨》,全方由牛黄、水牛角浓缩粉、麝香或人工麝香、珍珠、朱砂、雄黄、黄连、黄芩、栀子、郁金、冰片 11 味药材组成,具有清热解毒、镇惊开窍的功效,用于热病、邪入心包、高热惊厥、神昏谵语。 安宫牛黄丸与紫雪丹和至宝丹齐名,被中医称为"凉开(温病)三宝",并奉为"三宝"之首,民间也称之为"救命丸"。	引导学生了解中医药的历史和成就,认识中医药文化在整个中华民族传统文化中的重要地位,增强中医药文化自信。
传统技艺	内容:央视网《特别关注-北京》药丸三克责任千斤,"安宫"药师张冬梅。 观看视频,引出安宫牛黄丸的生产技术、质量安全。 同仁堂首席技师、安宫牛黄丸传统制丸工匠张冬梅的事迹,体现中医药工作者执着专注、精益求精、一丝不苟、追求卓越的品质。	"炮炙虽繁必不敢省人工,品味虽贵必不敢减物力""修合无人见,存心有天知"。"药丸三克责任千斤",同仁堂首席技师、安宫牛黄丸传统制丸工匠张冬梅数十年如一日手工制丸,彰显了大国工匠精神,确保了安宫牛黄丸的质量安全。 培养学生大国工匠精神和勇于担当的责任感和使命感。

教学环节	教学活动	思政设计
中成药鉴定特点	内容:安宫牛黄丸引出中成药鉴定的特点。 中成药组成、品种、炮制、成分、剂型的复杂性、多样性等,致使中成药鉴定复杂而困难。	自古以来,民间就有"丸散膏丹,神仙难辨"的说法,既体现了中华民族劳动人民的智慧,同时也说明了中成药鉴定的复杂性和困难性。 中医药文化博大精深、源远流长,要增强文化自信和爱国主义。
中成药鉴定方法	内容:安宫牛黄丸引出中成药鉴定的方法。 中成药鉴定的方法:定性鉴别(性状鉴别、显微鉴别、理化鉴别)、含量测定、浸出物测定、检查项。	中成药鉴定是一个复杂的系统工程,涉及性状、显微、理化、含量、浸出物、检查项等诸多方面,一般要针对不同品种,在全面分析的基础上进行。 引导学生领会中成药鉴定方法的复杂性,引导培养勇于克服困难、攀登高峰、解决难题、顽强拼搏的精神。
小结	小结:引导学生梳理中成药鉴定的特点和方法,掌握知识点,注重分析,综合运用不同的鉴别方法。	通过中成药鉴定的特点和方法,学生不仅能够掌握中成药鉴定的各项知识点,还可以培养其严谨的科研态度和逻辑分析能力。
情景模拟	情景模拟:给出中成药的真伪图片,学生讨论并设计中成药的鉴定方法。 引导学生参与互动并思考,利用刚刚所学知识解决实际问题,将知识及时内化,提高解决复杂实际问题的高阶能力。	药品的真伪和质量将直接影响到消费者的生命和财产安全。通过介绍中成药的真伪情况,激发学生的职业道德感,培养医者仁心和"以患者为中心"的职业精神。
前沿拓展	前沿拓展:2020年,新型冠状病毒感染引起的肺炎出现并迅速传播,尚无特效的抗病毒药物进行针对性的治疗。而包括安宫牛黄丸在内的我国传统中药在新型冠状病毒防治中显示出了良好的效果,于是安宫牛黄丸的研究又开始增多。	以安宫牛黄丸研究前沿进展,展示我国科研工作者在面对困难和挑战时,不畏艰辛、勇攀高峰的创新精神,以此点燃学生的科研兴趣,培养学生的科研思维。

三、教学反思与改进

1. 教学反思

(1)学生的学习需求存在差异,无法全部满足。

(2)在教学实施中发现,个别同学参与度和学习效率不高。

2. 改进　接下来的教学中,注重以问题为导向,加入人文知识与课程思政点,逐步激发学生的学习热情,建立正确的"三观";逐步考虑分层次教学,规范小组作业要求,同时在测验时增加综合性题目,避免学生只关注课堂板书与笔记就可取得较高的分数的情况。

参考文献

[1]国家药典委员会.中华人民共和国药典(2020年版)·一部.[M].北京:中国医药科技出版社,2020.

[2]王玉昆,丁人杰,段丽娟,等.安宫牛黄丸的临床应用研究进展[J].药物评价研究. 2022,45(10):2146-2153.

[3]蓝永锋,邢玲,魏明,等.同仁堂安宫牛黄丸营销策略研究[J].中国中医药现代远程教育,2020,18(18):154-157.

[4]李忠梅,侯连龙.基于Pubmed和CNKI数据库的安宫牛黄丸文献计量学分析[J].中国处方药,2022,20(5):31-35.

[5]吴文如,龙泳伶,邓劲松,等.金课建设背景下中药鉴定学课程思政的探索[J].中国中医药现代远程教育,2021,19(22):1-3.

[6]马东来,严玉平,郑玉光.中药学类课程思政案例教学设计与实践[M].上海:上海科学技术出版社,2022.

案例二 六味地黄丸

一、案例

六味地黄丸是中医著名的经典方剂之一,始见于宋代太医丞钱乙的《小儿药证直诀》,原名地黄丸,根据汉代医圣张仲景《金匮要略》中的肾气丸化裁而来。处方由熟地黄、山药、山萸肉、茯苓、丹皮和泽泻共6味中药材组成,以地黄为君药,后世医生就改称它为"六味地黄丸"。

在宋代钱乙的《小儿药证直诀》中,六味地黄丸主要被运用于多种儿科疾病的临床治疗,如小儿肾怯失音、卤开不合、神气不足、目白睛多、面色㿠白等证。至元代,六味地黄丸的临床应用已经超越了儿科的范围,被用于治疗咳嗽、小便不禁、虚损、淋证以及消渴等多种内科疾病。至明清,六味地黄丸的临床应用范围又较以前有了进一步的拓展,被应用于治疗中风、虚劳、健忘、怔忡、惊悸、头痛、眩晕、腰痛、产后气虚以及遗精等十余种不同的疾病。

随着中医的理论发展,历代中医在实际应用过程中,本着异病同治的原则,只要符合肾阴亏虚的证型,便可使用六味地黄丸。这慢慢扩大了六味地黄丸的使用范围,如:咳嗽、小便不禁、虚损、怔忡、惊悸、头痛、眩晕、淋证、中风、虚劳、健忘、腰痛、遗精等症状,只要是肾阴亏虚所引起,用无不效。

在六味地黄丸的使用过程中,历代医家见仁见智,分别从不同的角度拓展并外延了本方的临床适用范围。按照现代医学分类,涉及神经、内分泌、免疫、消化、循环、呼吸、泌尿、生殖等多个系统,涵盖内、外、妇、儿、口腔、眼、耳鼻喉、皮肤、老年病等多个学科,真正体现了中医"异病同治"的治疗思想。究其原因,是因为以上诸多疾病在其发生发展的过程中均表现出了肝肾阴虚的临床证候。

六味地黄丸的产品类型按照制法的不同可分为水丸、水蜜丸、小蜜丸和大蜜丸四种。由于六味地黄丸是传统经典方,原材料公开,各制药厂商并无专利。据不完全统计,全国生产六味地黄丸的厂家就有 500 家之多,而其中又不乏同仁堂、宛西、九芝堂等知名企业。由于品牌文化、药品质量、医药终端的实力不同,各制药厂商在不同区域的市场份额不同。具体分述如下。

（一）辨证论治,培养中医药思维

六味地黄丸是中医著名的经典方剂之一,由宋代太医丞钱乙《小儿药证直诀》根据汉代医圣张仲景《金匮要略》肾气丸化裁而来,初为儿科用药,后来应用广泛。处方由熟地黄、山药、山萸肉、茯苓、丹皮和泽泻共 6 味中药材组成。六味地黄丸重用熟地黄滋补肾阴,填精益髓生血,为君药。酒萸肉补益肝肾,并能涩精,取肝肾同源之意;山药补养脾阴,亦能补肾固肾,共为臣药。三药配合,肾肝脾三阴并补,是为"三补",但熟地黄用量为酒萸肉和山药之和,故仍以补肾为主。泽泻利湿泄热而降肾浊,并能减熟地黄之滋腻;茯苓淡渗脾湿,并助山药之健运,与泽泻共降肾浊,助真阴得复其位;牡丹皮清泄虚热,并制山茱萸之温性,三药称为"三泻",共为佐药。诸药相合,共奏滋补肾阴之功。三补三泻,其中补药用量重于泻药,是以补为主,肝脾肾三阴并补,以补肾阴为主。六味地黄丸用于肾阴虚引起的肾阴亏损、头晕耳鸣、腰膝酸软、骨蒸潮热、盗汗遗精、消渴等症状,经过历代医家的验证,临床疗效显著,从而留传至今,被誉为"补阴方药之祖"。六味地黄丸的处方是在中医药理论辨证论治基础上组方配伍的,汲取了先辈中医药文化知识的精髓,完美诠释了中药处方探索和实践的中医药思维方式,对中医药知识的掌握和中医药人才的培养都具有重要价值和意义。

（二）"药材好,药才好",坚守中药品质

中药材质量是决定中成药质量的关键要素。"橘生淮南则为橘,生于淮北则为枳",中药材产地是影响中药质量的重要因素。中医推崇使用道地药材,认为"诸药所生,皆地有境界",非道地药材的药力、性味与道地药材相差很大,使用道地药材可以保证中药成方制剂的功效。六味地黄丸处方中的熟地黄、山药、山萸肉、茯苓、丹皮和泽泻都有传统的道地产区,熟地黄的炮制加工也影响着药材质量。"炮炙虽繁必不敢省人工,品味虽贵必不敢减物力"。道地药材的使用、传统规范的炮制加工,是中药材质量的保障。"药材好,药才好",坚守中药品质,"药品质量高于一切",确保临床疗效,守护人民生命健康。

（三）守正创新,诚信奉献,使命担当

习近平总书记指出:"中医药学是中国古代科学的瑰宝,也是打开中华文明宝库的钥匙。""要做好中医药守正创新、传承发展工作,建立符合中医药特点的服务体系、服务模式、管理模式、人才培养模式,使传统中医药发扬光大。"宋代儿科著名医生钱乙认为小儿是纯阳之体,不需要补阳,在《金匮要略》肾气丸的基础上去掉肉桂和附子,创制六味地黄丸处方;六味地黄丸在水丸、水蜜丸、小蜜丸、大蜜丸及现代化浓缩丸等制丸种类上的工艺技术不断发展变化。这些都是六味地黄丸在时代的发展中,继承传统中医药文化精华、守正创新的具体体现。"修合无人见,存心有天知"。中医药人要继承传统中医药文化的精华,坚守中医药的思想和灵魂,守正创新,不畏艰难,顽强拼搏,诚信奉献,使命担当,勇攀科学高峰,打造具有核心竞争力的中药,弘扬中医药事业,使传统中医药发扬光大,走向世界,造福人类。

二、教学设计与实施过程

教学环节	教学活动	思政设计
导入环节	内容:央视网《健康之路》千古名方——六味地黄丸。 观看视频,引出"补阴方药之祖"六味地黄丸。 问题串: "六味地黄丸为何称为补阴方药之祖?" "六味地黄丸有哪些种类?" "六味地黄丸的质量如何保障?" "六味地黄丸的真假如何鉴定?质量如何评价?"	由案例引出问题串,为后面授课重点内容和相关思政点的提出做好铺垫。
处方	内容:熟地黄 160 g　酒萸肉 80 g 牡丹皮 60 g　山药 80 g 茯苓 60 g　泽泻 60 g 六味地黄丸源自医圣张仲景《金匮要略》中的肾气丸,宋代太医丞钱乙据医圣处方减去肉桂和附子,得到了一个由六味药材组成的配方,因其以地黄为君药,所以命名为六味地黄丸。六味地黄丸配方具有三补三泻的特点,滋阴补肾的效果显著,用于治疗头晕耳鸣、腰膝酸软、潮热盗汗等症状。	"补阴方药之祖"六味地黄丸。 引导学生了解六味地黄丸的来源、历史和成就,因时、因地、因人而制宜,培养中医药辨证思维,认识中医药文化在整个中华民族传统文化中的重要地位,增强中医药文化自信。 优良的道地药材是中成药源头质量的保障。"炮炙虽繁必不敢省人工,品味虽贵必不敢减物力。""药材好,药才好。"严把质量,培养学生诚信奉献、使命担当的责任感。
制法	内容:以上六味,粉碎成细粉,过筛,混匀。用乙醇泛丸,干燥,制成水丸,或每 100 g 粉末加炼蜜 35～50 g 与适量的水,制丸,干燥,制成水蜜丸;或加炼蜜 80～110 g 制成小蜜或大蜜丸,即得。	"修合无人见,存心有天知"。 制药技术精益求精,培养学生大国工匠精神,勇于担当的责任感和使命感。
性状	内容:本品为棕黑色的水丸、水蜜丸、棕褐色至黑褐色的小蜜丸或大蜜丸;味甜而酸。	自古以来,民间就有"丸散膏丹,神仙难辨"的说法,既体现了中华民族劳动人民的智慧,同时也说明了中成药鉴定的复杂性和困难性。 中医药文化博大精深、源远流长,要增强文化自信和爱国主义。

教学环节	教学活动	思政设计
显微鉴别	内容:取本品,置显微镜下观察,淀粉粒三角状卵形或矩圆形,直径 24～40 μm,脐点短缝状或人字状(山药)。不规则分枝状团块无色,遇水合氯醛试液溶化;菌丝无色,直径 4～6 μm(茯苓)。薄壁组织灰棕色至黑棕色,细胞多皱缩,内含棕色核状物(熟地黄)。草酸钙簇晶存在于无色薄壁细胞中,有时数个排列成行(牡丹皮)。果皮表皮细胞橙黄色,表面观类多角形,垂周壁连珠状增厚(酒萸肉)。薄壁细胞类圆形,有椭圆形纹孔,集成纹孔群;内皮层细胞垂周壁波状弯曲,较厚,木化,有稀疏细孔沟(泽泻)。	中成药显微鉴定是复杂而困难的,一般要在全面分析配方的基础上进行,选择有鉴别意义的显微特征。引导学生领会六味地黄丸显微鉴定的复杂性,引导培养其勇于克服困难、攀登高峰、解决难题、顽强拼搏的精神。
小结	小结:引导学生梳理六味地黄丸的知识点,性状鉴定和显微鉴定同时应用。	通过六味地黄丸各知识点的学习,学生不仅能够掌握六味地黄丸的各项知识点,还可以培养其严谨的科研态度和逻辑分析能力。
情景模拟	情景模拟:给出六味地黄丸的真伪图片,学生讨论并设计六味地黄丸的鉴定过程。引导学生参与互动并思考,利用刚刚所学知识解决实际问题,将知识及时内化,提高解决复杂实际问题的高阶能力。	药品的真伪和质量将直接影响到消费者的生命和财产安全。通过介绍六味地黄丸的真伪情况,激发学生的职业道德感,建立医者仁心和"以患者为中心"的职业精神。
前沿拓展	前沿拓展:六味地黄丸作为滋阴补剂的代表方剂,具有三补三泻的特点,常用于肝肾阴亏所致的各种疾病。近年来临床将其用于多种慢性疾病和疑难病的联合治疗,获得了良好的效果。除主症外,六味地黄丸可通过加减,治疗肝肾阴虚引起的皮肤病、糖尿病及其并发症、骨科疾病、心血管系统疾病、生殖系统疾病、神经系统疾病、泌尿系统疾病等。未来随着研究的深入,六味地黄丸可能会用于更多疾病的治疗,为临床提供帮助。	以六味地黄丸研究前沿进展,展示我国科研工作者在面对困难和挑战时,不畏艰辛、勇攀高峰的创新精神,以此点燃学生的科研兴趣,培养学生的科研思维。

三、教学反思与改进

1. 教学反思

(1)学生的学习需求存在差异,无法全部满足。

（2）在教学实施中发现,个别同学参与度和学习效率不高。

2. 改进 接下来的教学中,注重以问题为导向,加入人文知识与课程思政点,逐步激发学生的学习热情,建立正确的"三观";逐步考虑分层次教学,规范小组作业要求,同时在测验时增加综合性题目,避免学生只关注课堂板书与笔记就可取得较高的分数的情况。

参考文献

[1]国家药典委员会.中华人民共和国药典(2020年版)·一部[M].北京:中国医药科技出版社,2020.

[2]歌吟.千年六味地黄丸[J].中国药店,2004,(11):104-105.

[3]王明如.六味地黄丸的沿革与应用[J].浙江中西医结合杂志,2008,(11):712-713.

[4]药材好 药才好:谈传统中药六味地黄丸的选材和功效[J].首都医药,2003,(11):49.

[5]周立东,蔡金环,史静,等.同仁堂六味地黄丸质量保障体系评述[J].世界科学技术,2006,(2):87-92.

[6]王旭,陈诗琦,张翔,等.六味地黄丸临床应用进展[J].中国现代医生,2023,61(20):126-130.

[7]吴文如,龙泳伶,邓劲松,等.金课建设背景下中药鉴定学课程思政的探索[J].中国中医药现代远程教育,2021,19(22):1-3.

[8]马东来,严玉平,郑玉光.中药学类课程思政案例教学设计与实践[M].上海:上海科学技术出版社,2022.